組織の力学

パワーを掌る
つかさど

組織の力学

Organizational Dynamics
Master the Power
Organizational Behaviour Theory for
Your Continued Success

成功し続けるための
組織行動論

髙岡明日香
Dr. Asuka Takaoka

医学書院

髙岡明日香 （たかおか あすか）

グロービス経営大学院教授
ジョージ・ワシントン大学客員研究員
Bancho Board Advisory 株式会社代表取締役

博士（経営）。一橋大学大学院 国際企業戦略研究科 博士後期課程修了（DBA）。一橋大学大学院 国際企業戦略研究科修了（MBA）。

MBA 取得後、マッキンゼー・アンド・カンパニー（東京・フランクフルト支社）にて戦略案件を担当した後に、人事コンサルティング、特に社長指名に従事（ロンドン・東京支社）。タワーズワトソン株式会社アセスメント事業のアジア責任者を務める。

現在は、米国ジョージ・ワシントン大学にて、コーポレート・ガバナンス、企業不祥事、企業倫理について研究を行う（Visiting Scholar）傍ら、グロービス経営大学院にて教鞭を執る（教授）。

《看護管理まなびラボBOOKS》

組織の力学 パワーを掌（つかさど）る
――成功し続けるための組織行動論

発　行　2024年10月1日　第1版第1刷ⓒ

著　者　髙岡明日香

発行者　株式会社　医学書院
　　　　代表取締役　金原　俊
　　　　〒113-8719　東京都文京区本郷1-28-23
　　　　電話　03-3817-5600（社内案内）

印刷・製本　アイワード

本書の複製権・翻訳権・上映権・譲渡権・貸与権・公衆送信権（送信可能化権を含む）は株式会社医学書院が保有します．

ISBN978-4-260-05740-0

本書を無断で複製する行為（複写，スキャン，デジタルデータ化など）は，「私的使用のための複製」など著作権法上の限られた例外を除き禁じられています．大学，病院，診療所，企業などにおいて，業務上使用する目的（診療，研究活動を含む）で上記の行為を行うことは，その使用範囲が内部的であっても，私的使用には該当せず，違法です．また私的使用に該当する場合であっても，代行業者等の第三者に依頼して上記の行為を行うことは違法となります．

JCOPY　〈出版者著作権管理機構　委託出版物〉
本書の無断複製は著作権法上での例外を除き禁じられています．複製される場合は，そのつど事前に，出版者著作権管理機構（電話 03-5244-5088，FAX 03-5244-5089，info@jcopy.or.jp）の許諾を得てください．

はじめに

　組織の中で、リーダーが「パワーを掌る」うえでの要諦はどこにあるのでしょうか。

　誤解のないように補足すると、ここで言う「パワーを掌る」とは、上の立場から不健全なパワーを振りかざして相手を威圧するというネガティブな意味合いではなく、健全なパワーを適切に行使するというものです。パワーを掌る、すなわち、**組織の力学を適切にマネージしながら個人の強みを発揮し影響力を行使する**ためには、何が要件となるのでしょうか。

　多くの方がまず思い浮かべるのは、知識や技術を高めて圧倒的に仕事で成果を出すという能力面（ハードスキル）での解決策かと思います。もちろん、リーダーが成果を出し続けることは重要です。が、本書では、こうした能力面ではなく、あえて対人面（ソフトスキル）の打ち手に焦点を当てています。

　なぜなら、能力面については、学校や職場のOJTなどで鍛えられ、スキルを身につけていく機会が多くあるのに対して、対人面については、一様に学ぶ機会があるとは限らず、理解度や習得度に差が出やすい領域だからです。ゆえに、ある日気づくと、組織の中で感度の高い人たちだけが知識やスキルを身につけているという状況に陥っていることも少なくありません。実績を上げて組織の中で大きな役割を担うようになったにもかかわらず、対人面に難があるために、結果としてそれが原因で、ある時突然、順調なキャリアから脱線してしまうエグゼクティブも少なくありません。

　また、人が集まる組織においては、パワーを持つ者（パワーホルダー）が大きな影響力を発揮しやすく、持たざる者はひたすらパワーホルダーの受け手（レシーバー）になってしまうリスクがあります。そうしたリスクを避けるために、「組織に存在するパワー」と、組織におい

てそうした「パワーが発揮されるメカニズム」を理解しておくことが肝要です。これらは、対人面の課題を克服するうえで、リーダーがあらかじめ留意すべき文脈とも言えるでしょう。

　本書は、組織におけるさまざまな対人面の課題や摩擦、齟齬や衝突を乗り越え、組織の中で効果的に影響力を発揮するために、リーダーとして「何を考えどう行動すればよいのか」という問いに答えることを目的としています。そしてこの問いを解決するためには、パワーを掌ることが必要不可欠なのです。

　私は長らく、社長指名、経営者・経営層の評価・選抜・育成を生業としながら、自身も管理職として組織を率い、並行して経営学者（博士）として学術的な研究を積み上げてきました。現在は、米国で研究を続けながら、日本のビジネススクールにおいて、パワーと影響力、リーダーシップ、そしてコーポレート・ガバナンスに関する授業を担当しています。

　ただ、ビジネスの世界にいた22年間を振り返ると、仕事そのものにはいつも恵まれたものの、対人関係に悩み傷つき落ち込むといった不毛な時間が時々にありました。当時の日記には、「組織の階段を上がるために、どこまで強くならなければいけないのか」といった言葉が並んでいます。

　のちに、組織行動論を皮切りに組織心理学や社会心理学、組織社会学、経営学を学ぶにつれ、過去の自分の思考や言動のまずさや摩擦の原因を理解し、これらの学問をもっと早くに学んでいれば、あんな失敗やこんな寄り道やそんなはた迷惑をかけなくても良かったのでは……、仕事だけにもっと集中できたのでは……、と地団太を踏んだものです。

　ですから本書では、そうしたこれまでのキャリアにおいて私が実際に経験してきた多くの失敗や少しの成功、またその後の研究生活から得られた成果などもご紹介します。

本書の構成は、組織に存在するパワーに関わる学術理論と実践的な手法の両面からアプローチする形にしています。これは、読者の皆さまが、普遍的な理論をふまえたうえで実践法を理解されることで、より多様な難局を乗り越える際の再現性と精度が高まると考えるからです。

　第1部「パワーの理論」では、組織に存在するパワーの正体を解明するために、組織行動論をベースに、組織心理学や社会心理学、組織社会学、経営学などの学問領域を横断しながら、その定義と理論をご紹介します。

　第2部「リーダーシップ理論」では、パワーを行使する「リーダー」に焦点を当てます。というのも、リーダーはまず前提条件として、効果的なリーダーシップを発揮したいものです。そのために、リーダーシップ理論の歴史的な変遷と、現代のリーダーに期待される主な理論について概説します。すなわち、第2部は、リーダーがリーダーシップという影響力を発揮するための基本編となります。

　そして、リーダーにとっての応用編は、第3部の「パワーの行使」です。この部では、リーダーがパワーと影響力を効果的に発揮する上での実践法について、最新の知見をご紹介します。「ボス・マネジメント」や「部下マネジメント」といったステークホルダー（利害関係者）別の手法から、「コンフリクト・マネジメント」というテーマ別の手法、そして、リーダー自身が自己変容し続けるための手法を見ていきます。

　第4部「パワーの委譲」では、リーダーのキャリア後半におけるテーマに移ります。リーダーが、自身の後継者計画をどのように設計し実践していくか、そして自身のパワーをどう適切に手放していくかについて、私のこれまでの社長指名業務における経験も交えながら議論します。さらに、社長交代によって企業の明暗が分かれた実例もご紹介します。

全体を通して、リーダーが、その成長期・成熟期のみならず、衰退期に至るまで、長いキャリアの中で直面する広範なテーマを扱っています。<u>ひとときの成功でなく、成功し続けていく</u>うえでの肝を解明することを目指しているからです。ゆえに、幅広いテーマを包含する組織行動論の中にあって、本書は特に、「リーダーが成功し続けるための組織行動論」に焦点を当てています。

　本書を読み進めていただくと、読者の皆さまの心の中でも、これまでの経験を思い出してはっとしたり、身につまされたり、過去の失敗の原因に気づいて苦しくなったりといった、さまざまな引っ掛かりや刺激が生じると思います。そういったポイントは、時の流れとともに変わりゆくと思います。皆さまの役職がさらに上がり、責任が大きくなるにつれて、以前とは異なるテーマに反応されると思います。ですから、本書をぜひ手元に置いていただき、折にふれ読み返してみてください。きっと、その時々で異なる気づきがあると思います。

　本書は、あらゆるリーダーや組織人にとってのパワーの使い方について論じたものです。ですから、医師や看護師などの医療従事者だけでなく、自身のパワーを掌ることでさらなる影響力を発揮したい社会人、そしてその予備軍の学生まで、幅広い読者にとって有用であると確信しています。本書が、皆さまの今後の長いキャリアにおける「転ばぬ先の杖」としてお役立ちできるように願っています。

2024 年 8 月
髙岡明日香

CONTENTS

はじめに iii

第1部　パワーの理論

- 第1章　脱線研究 2
- 第2章　人が動かされるメカニズム 7
- 第3章　パワーの源泉 12
- 第4章　組織で生じるさまざまなパワー　研究の変遷 ... 20
- 第5章　不健全なパワー 27

第2部　リーダーシップ理論

- 第1章　リーダーシップ理論の変遷 44
- 第2章　倫理的なリーダーシップ 60
- 第3章　ナルシシスティック・リーダーシップ 69
- 第4章　女性リーダーが避けるべき、
  とるべきリーダーシップスタイル 80
- 第5章　レベル5・リーダーシップ 89

第3部　パワーの行使

- 第1章　影響力の武器 　100
- 第2章　ボス・マネジメント（上司マネジメント） 　121
- 第3章　部下マネジメント 　131
- 第4章　コンフリクト・マネジメント 　141
- 第5章　自己変容［基本編］
  ── リーダーシップ・タイムラインアプローチ 　160
- 第6章　自己変容［応用編］
  ── 夢を叶える最後の手段：
  　　変革を阻む免疫機能 　169

第4部　パワーの委譲

- 第1章　後継者計画 　180
- 第2章　後継者計画のプロセス 　191
- 第3章　後継者計画のケーススタディ 　204
- 第4章　パワーを手放す 　209

- おわりに 　218
- 引用・参考文献 　220
- 索引 　224

装丁・本文デザイン　山之口正和＋齋藤友貴（OKIKATA）

第 **1** 部

パワーの理論

第1章

脱線研究

　読者の皆さまは、なぜ今、本書を手に取られましたか？

　仕事でより成果を出したい。リーダーとしてもっと効果的に部下をマネージしたい。上司とより良い関係を築きたい。そんな真摯な思いをお持ちの方は多いかと思います。または、「仕事で結果を出しているのに、正しいことを言っているはずなのに、上司が支援してくれない。思うように部下がついてきてくれない」と悩んでいる方もいらっしゃるかもしれません。

　我々の多くは、素晴らしいリーダーになりたいと心の底から思っています。にもかかわらず、全員がそうなるわけではありません。能力が足りないから？　生まれつきのリーダーシップがないから？　人の成功を決めるのは、知識や経験、能力、はたまた生まれつきのリーダーシップだけなのでしょうか。

　ビジネスの世界では、ある段階までは飛ぶ鳥を落とす勢いで実績を積み上げて昇進し続けたにもかかわらず、道半ばにして突然「脱線」する人が多いのも事実です。もっと言うと、組織で最も優秀な人物が、必ずしも社長やトップマネジメントになるわけではありません。

　私は長年、企業で後任の社長を指名する際の助言業務に携わってきましたが、非常に能力や知的レベルの高い人が、あるいはそういった人に限って、キャリアの途中で脱線してしまう状況を多数見てきました。いったい、どのような理由が、または彼らのどのような特性が、最後まで成功し続けることを妨げ、順調なキャリアの途中で脱線させてしまうのでしょうか。

脱線するリーダーに共通する10の弱点

リーダーシップ研究の一つに、「脱線研究」と呼ばれる領域があります。端的に言うと、「リーダーはなぜキャリアの途中で失敗し、脱線するのか」について研究する学問です。

この脱線研究、もともとは、米国・ノースカロライナ州のグリーンズボロに本社を置く、創造的リーダーシップ・センター（Center for Creative Leadership）という非営利の研究所で始まりました。彼らは、社長を目指したものの途中で脱線したエグゼクティブと、社長まで登りつめたエグゼクティブの両者について、長年にわたり広範な研究を進めています。そしてとうとう、途中で脱線したエグゼクティブやリーダーに共通して見られる10の弱点を特定するに至りました（表1）[1]。社長やエグゼクティブというと、他人事のように感じられる方もいるかもしれませんが、表をご覧いただくとわかるように、組織で働くすべての人、特に管理職に関わる内容です。以下に一つひとつ見ていきます。

表1 脱線するエグゼクティブに共通する10の弱点

1. 他者への無神経さ、思いやりのなさ、威嚇的なふるまい、いじめ
2. 冷淡な、人と打ち解けない、傲慢な態度
3. 人の信頼を裏切る
4. 過剰に野心的で、常に次の仕事を模索し、社内政治に勤しむ
5. 事業において業績を挙げられない
6. 部下を過剰に管理し、権限を委譲できず、強いチームをつくれない
7. 効果的な人材配置ができない
8. 戦略的な思考ができない
9. さまざまなスタイルをもつ上司に上手に適応できない
10. 一人または数人の限られた支援者やメンターに過剰に依存する

出典：McCall, M.W., Jr., & Lombardo, M.M.: What Makes a Top Executive? Psychology Today, 17(2), 26-31, 1983 をもとに筆者訳

第1に、他者への無神経なふるまいです。他者に対して思いやりがなかったり、威嚇的であったり、過剰に圧力を与えたり、最悪の場合は、周囲から「いじめている」ととられかねないような行動があるようです。

　第2に、一人で仕事をすることを好み、他者に対して冷淡、ひいては傲慢である、総じて他者と打ち解けない特徴があるようです。

　第3は、人の信頼を裏切る行為です。これは、組織の中で「一発アウト」という結果に至りやすい行動です。

　第4は、過剰に野心的で、現状に満足しない性質ゆえに、常に次の仕事を模索し、社内政治に勤しむ行動特性です。

　第5は、目標を達成できない、業績を挙げられないという基本的な欠陥です。ここで留意すべきは、結果が出せないことによる脱線は、5番目の要素でしかないということです。

　第6は、マイクロ・マネジメントです。部下を過剰に細かく頻繁に管理し、適切に権限委譲できない結果、チームとしてのパフォーマンスを最大化することができなくなります。

　第7は、適材適所の人材配置ができないということ。

　第8は、第5に続き能力に関わる領域ですが、戦略思考に難があること。

　第9は、さまざまな上司の働き方やスタイルに、上手に適応することができないということ。

　最後の第10は、たった一人や数人の限られた支援者やメンターにだけ過剰に依存してしまうあまり、彼らがいなくなると、後ろ盾を完全に失ってしまう結果、脱線するということのようです。

影響力を発揮するうえでは、「対人」に関わる項目が鍵

　エグゼクティブの10の弱点を明らかにする研究知見を知ったの

は、私が30代半ばの頃でした。当時の私が最も驚いたのは、エグゼクティブやリーダーを脱線させる10の弱点のうち、能力に関わる項目はわずか2つしかなく（第5と第8）、他8つの項目はいずれも「対人」に関わる項目だということでした。

「結果を出し続ければ、昇進し続けることができる」とナイーブに考えていた当時の私にとって、**人は能力不足で脱線するのではなく、対人における不適切な行動によって脱線する**という事実に衝撃を受けました。昇進だけではなく、組織の中でリーダーシップや影響力を発揮するために重要な知見だと言えるでしょう。ちなみに、これら10の弱点の中で、脱線したエグゼクティブだけが共通して圧倒的に高い比率で露呈した弱点が、第1の要素、つまり、**他者への無神経なふるまい**でした。

とはいえ、この研究対象は、ある程度まで成功したエグゼクティブやリーダーたちですので、彼らが常々、平時から無神経にふるまっていたとは考えにくいでしょう。常日頃から周囲に無神経な人は、途中までも成功しえません。そうした平時には常識的であると思われる彼らも、非常に強いストレスやプレッシャーがかかったり、納期が厳しい仕事を抱えているといった「有事」に際して、日頃はできていた抑制が効かなくなり、ピンポイントで、ついつい周囲に配慮のない行動や威嚇的な行動をとってしまうのです。

そうした行動がたった一度、あるいは限られた時間だったとしても、受けた側は忘れません。そして、そんな無神経な人がリーダーとなり続けることを許さないというネガティブな感情が蓄積された結果、優秀なリーダーが脱線するというメカニズムが働くようです。

冒頭からいきなりネガティブな話で恐縮です。ただ、本書を手にとってくださった読者の皆さまの誰一人も、キャリアの途中で脱線してほしくないのです。

では、どうすべきか。成功し続けていくうえでの肝はどこにあるの

第1部　パワーの理論

でしょうか。

　本書では、戦略思考や実行に優れるといった能力面、つまりハードスキルではなく、対人面であるソフトスキルに焦点を当てて考えていきます。ソフトスキルを習得するうえでの第一歩として、次章では、人が動かされるメカニズムから見ていきましょう。

第 2 章

人が動かされるメカニズム

組織の複雑化、多様化により
人や組織を動かす難易度が上がる

　前章では、キャリアの途中で脱線するエグゼクティブやリーダーが陥りがちな10の弱点について紹介しました。そのうち、8つの項目は、「対人」に関わる項目でした。そもそも、なぜこうした「対人」の要素が重要なのでしょうか。

　バブル期の1990年前後には、働きづめのビジネスマンを象徴するような「24時間戦えますか」をキャッチコピーとするテレビコマーシャルが話題になりました。今ならパワーハラスメントとされるような問答無用の指示命令型をあたりまえとして、上司の期待に応えるべく粉骨砕身働いていたビジネスマンが大勢いた時代がありました。何をおいても結果を出すことが優先された当時、組織のリーダーに「対人」の感受性の高さを問う余裕は、今ほどなかったように推察します。

　あれから30年余りが経過した現在、我々が生きている社会は、多様化が進み、複雑性が増しています。女性の社会進出が進み、さまざまな国籍の人びとが同じ組織で働き、退職後の世代も多くが働き続ける時代となりました。また、組織の中には、正規職員のみならず、派遣会社や業務委託の職員、外部の研究者が混在し、さらに言うと、自部門や自組織だけで閉じる業務だけではなく、複数部門をまたぐ組織横断型のプロジェクトや、地域の他組織などと連携しながら進めていくプロジェクト、企業との共同研究といった既存の部門や組織の枠を

超えた協働案件も増えているかもしれません。

　このように、我々を取り巻く環境は、より多様に、より複雑になっています。こうした変化は、風通しがよくなり仕事のダイナミズムが増すといったポジティブな面にもつながる反面、リーダーの役割の難易度が大きく上がることにもつながります。折しも、働き方改革により、非管理職の部下に長時間残業をさせるわけにはいかない一方で、組織が目指す目標のレベルは上がり続ける中、既存の業務の流れから外れるような新しい業務や、三遊間にこぼれてくるような仕事は、中間管理職が引き受けるしかないという状況が起きているのではないでしょうか。まさに、**中間管理職受難の時代**です。

今のリーダーに求められる「影響力の行使」

　かつては、究極的には、直属の上司・部下だけにフォーカスして働けば事足りたという時代であったかもしれません。しかし、今や多くの業種・業態で、ステークホルダー（利害関係者）が拡大する状況が生じています。組織の枠を超えたプロジェクトが増加し、それに呼応して組織の流動性が高まっているからです。病院組織においても、院内の多職種協働は当然のものとなり、地域・在宅の医療者や患者・家族を含む一般市民などとの協働も増加していることと思います。

　結果、リーダーの役割に変化が起きました。具体的には、他部門の職員、派遣会社や業務委託の職員といった、**直属の部下でない人たちにも影響力を行使できる**ことが必須要件となってきているのです。働き方改革が求められる中、これまで以上に看護補助者や他職種への業務委譲を行っていくことが必要になります。ビジネスの現場でも、複数部門をまたぐ組織横断型のプロジェクトや、組織を超えた業務提携で関わる「直属の部下でない関係者」に、**気持ちよく働きながら結果を出してもらうための影響力の発揮**が求められています。

広いステークホルダーに対して、いかに効果的に影響力を発揮し、気持ちよく働いてもらい、ひいては彼らのモチベーションやパフォーマンスの向上につなげられるかということが、これからのリーダーには重要な要件なのです。こうした力を、人事コンピテンシー用語では「**影響力の行使**（Influencing Skills）」と表現します。

ちなみに、私が長らく携わっていた社長指名の評価において、この「影響力の行使」は、必須要件として必ず確認されるものです。社長のステークホルダーとなると、管理職のそれよりも格段に増えます。株主や当局、同業の経営者、労働組合や従業員と、多岐にわたります。そもそもバックグラウンドや思考、価値観、日々使う言語も異なる多様なステークホルダーに対して、自身のスタイルを微調整しながらいかに効果的に対応できるかは、社長に期待される必須要件の一つです。

このように、現代のリーダーは、「**対人の感受性の高さ**」と、直接の指示命令系統にない人をも動かす「**高度な影響力の行使**」が当然のように期待される時代に生きているようです。

人は合理判断だけでは動かない —— 反応行動の 3 要素

さて、高度な影響力の行使とは、具体的にはどんな行動を指すのでしょうか。心理学の理論からひも解いてきましょう。

我々は日々、外的な刺激を受けて何らかの反応行動をとっています。まずはそのメカニズムを解明するところから始めましょう。人が外的刺激に反応をして何らかの行動をとる背景には、大きく 3 つの要素があると言われています。

「合理判断」「感情」

1つは、「**合理判断**」です。それが正しいから、自分にとって利得があるから、長期目標に照らして妥当であるから、行動に至るわけです。

同時に我々は、「**感情**」の生き物でもあります。必ずしも合理判断だけで動くとは限らないところが難しく、だからこそ面白いところなのです。

たとえば、ご自身の部下を思い出してください。能力は不足していても、何だか無性に助けたくなる部下はいませんか。逆に、言っていることは至極正しいのだけれど、どうも従いたくない、反発心が湧き出てくるような上司に遭遇したことはありませんか。こうした感情が強ければ、合理判断を上回ってしまい、感情に沿った行動をとってしまうこともあるのが人間です。

「無意識・潜在意識」

加えて、我々が行動を起こす根拠になるのが「**無意識**」と「**潜在意識**」です。無意識かつ潜在意識ですから、本人すら気づきにくいわけです。

たとえば、明確な理由は言語化できないのだけれども、気づいたらいつも一緒にいる人はいませんか。逆に、近い境遇にあり共感しやすいはずなのに、話しても話しても何かしっくりこない、そして次第に離れていくという人もいるでしょうか。いずれも、本人が明確に認識できない無意識や潜在意識のレベルで何かを感じとり、結果としてそれに呼応した行動をとるというわけです。

したがって、人に動いてもらおうとするときには、この3要素、すなわち「合理判断」「感情」「無意識・潜在意識」のそれぞれに訴え

かけることが有効と言えます。また、理想的には、どれか1つではなく、**3要素すべてにアプローチする混合策が奏功しやすい**ようです。なぜならば、相手がどの要素に反応するかはわからないからです。日頃はきわめて理性的に合理判断をもって行動する人が、病後や精神的に弱っているときには感情的な判断によることもあります。このように、人が動く背景要因を事前に正確に予測することは困難ですから、すべての要素に訴えかけておけば、そのどれかが効く可能性が高まるだろうということなのです。

　さらには、3要素のアプローチを織り交ぜ、受け手側からするとどの要素でアプローチされているのかわからないという状態が効果的です。たとえば、あなたがある人に仕事を依頼するとしましょう。依頼された側が、「あれ、この人は、私の仕事（だけ）を評価して依頼してくるのか、あるいは私に親しみや好意があるから依頼してくるのか、それとも両方なのか」と、もはや公式と非公式、仕事とプライベート、合理判断と感情がない交ぜになればなるほど、受け手側が仕事を引き受けてくれる確率は上がるでしょう。

第3章

パワーの源泉

ポジティブなパワーとネガティブなパワー

　人が動かされるときには、パワーホルダーがパワーをもって他者に刺激を与え、パワーの受け手はそれに反応した行動をとるという構図があります。次に、こうした反応行動をもたらす「源」、つまり人が持つ「パワーを生み出す源泉」について考えてみましょう。

　パワーを生み出す源泉とは何かを考えるうえで、まずはぜひこれまでの人生を振り返っていただきたいと思います。過去に、他者の何らかのパワーに影響を受け、あなたの行動が変わったことはありませんか？　ここで意識していただきたいのは、パワーには、「**ポジティブなパワー**」と「**ネガティブなパワー**」の両方があるということです。あなたは、どのようなポジティブなパワーの源、ネガティブなパワーの源に遭遇してこられたでしょうか。

　ポジティブなパワーの例としては、心から尊敬する人から貴重なアドバイスをもらい一生懸命努力した結果、実績や昇進につながったというようなケースです。相手の個人的なパワーがあなたの行動にポジティブな影響をもたらしたと言えます。

　逆に、役職の力を背景に強権を発動したり、高圧的な態度で相手を威嚇するような上司に悩まされたりした方もいらっしゃるかもしれません。これは、役職によるパワー（だけ）を振りかざして相手を動かそうとする、ネガティブなパワーのケースです。

組織に所属していると、役職の力を過剰に感じがちです。上司は絶対であるとか、トップマネジメントには誰も逆らえない、この組織ではモノが言えないといった感覚に襲われることはしばしばあります。ただ実は、公式な役職以外にもパワーの源泉になりうるものは多数あるのです。

パワーを生み出す3つの源泉

パワーを生み出す源泉は、大きく3つに分類できると言われています（ 図1 ）。

公式のパワー

第1は、上記の「**公式のパワー**（Formal Power）」です。役職や社会的地位に付帯するパワーを意味するので、「ポジションパワー」とも呼ばれます。予算を配分する権限や、人を評価する権限、採用する権限なども公式のパワーに含まれます。

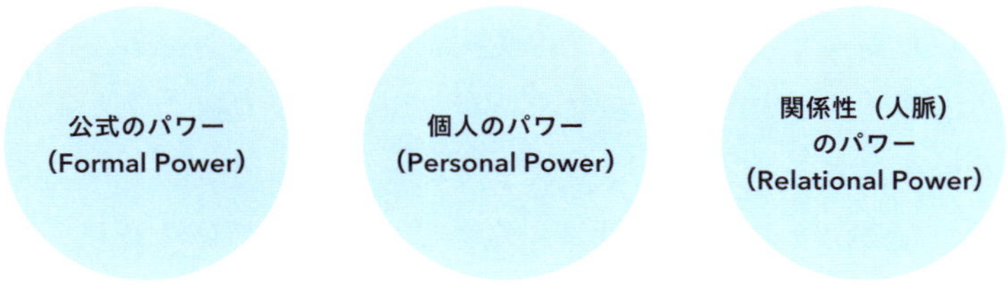

公式のパワー
(Formal Power)

個人のパワー
(Personal Power)

関係性（人脈）
のパワー
(Relational Power)

図1　パワーを生み出す3つの源泉

個人のパワー

第2は、言語化や明文化がされにくいために意外に見落としがちな「**個人のパワー**（Personal Power）」です。すなわち、優れた能力や技術、知識、経験、専門性、情報力、ひいてはカリスマや魅力、人望なども含まれます。特にSNSなどで個人が発信力を持つ今の時代では、役職などなくても、卓越した技術や情報や専門性を持っている人には、人もお金も集まります。顕著な個人のパワーの持ち主は、ひっぱりだこですよね。

また、1980年から1995年までに生まれた世代はY世代、1996年から2012年に生まれた世代はZ世代と呼ばれますが、彼らY世代・Z世代は、1980年以前に生まれた私のようなX世代に比べて、役職を重視し上司を絶対だと考える感覚が小さいと言われています。「上司の指示だから」従うのではなく、「個人として尊敬できる〇〇さんの指示だから」従うという思考が強いということですから、彼らY・Z世代の上司としては、役職に安住せずに、**全人格で率いる必要がある**ということです。個人的には、肩書よりも実体を重んじる時代に入っているのであれば、素晴らしい兆候だと思います。

関係性（人脈）のパワー

第3は、「**関係性（人脈）のパワー**（Relational Power）」です。文字どおり、力のある人から広い意味での支援やアドバイスを得ることができるという関係性の力です。あなた自身に圧倒的な力がなくとも、あなたに頼めば、力のある人につないでくれる、あるいは、つないでくれずともあなたがその人とつながっているということだけでも、そこにはパワーが存在するという話です。

たとえば、あなたの同僚に、あなたの会社や病院のトップのお子さんがいらっしゃったとしましょう。そのお子さんが、たとえ新卒でま

だ右も左もわからないとしても、本人が家族の話などしなくとも、周囲から見ると「えも言われぬパワー」を持つように見えるかもしれません。これは、関係性（人脈）のパワーです。

公式のパワーを過信しない

　この3分類に照らして、今あなたはどんなパワーを持っていますか。読者の皆さまは、公式のパワーを持っている方も多いと思いますが、現状をふまえてご自身をどのように分析しますか。役職のポジションを過信していませんか。

　部下があなたの言うことを聞くのは、単にあなたの役職に従っているだけかもしれません。万一そこに確かな個人のパワーや関係性のパワーが伴っていなければ、あるいは今後それが廃れていくならば、役職から離れた途端、誰もあなたの言うことを聞いてくれなくなるかもしれません。これをリーダーシップ理論で説明するならば、役職や肩書だけで人を率いるのは真のリーダーシップではなく、単なるマネジメント（管理）であるという分類です。

　さらに、これを裏づける理論があります。16世紀フランスの人文学者エティエンヌ・ド・ラ・ボエシは、人が支配者に隷従するのは、それが自分の利益になるから一時的に隷従しているにすぎず、ゆえに状況によっていかようにも変わりうるむなしいものだという「**自発的隷従論**」を唱えました。支配者は、人は自分の実力に隷従していると勘違いしがちですが、実際のところは、多くの人びとは一時的に、それが自分の安全や保身につながるから耐え忍んでいるに過ぎないというのです。なるほど、耳が痛い話ですが、これを肝に銘じていれば、裸の王様になることはなさそうです。

　役職をもっている方こそ、継続して個人の力を磨き続け、豊かな人脈づくりにも投資して、総合的な本物のパワーを維持し続けることが

第 **1** 部　パワーの理論

重要だと思います。役職ではなく「全人格で率いる」という覚悟をもつリーダーになりたいものですね。

今はまだ部下をもっていない方も、着実に粛々と個人のパワーを積み上げ、良好な人間関係を築いていけば、役職などなくとも、圧倒的に求められる存在になることは可能です。医療チームにおいては、職位にかかわらずリーダーシップの発揮が求められると思います。役職はあとからついてくるものですから、案じることなくひたすらに、ご自身の強みを磨き上げていただければと思います。

その過程における努力の方向性としては、個人のパワーと関係性のパワーを磨き上げることに注力することが肝要です。それが結局、急がば回れで、公式のパワーを得る近道になるでしょう。

ぜひ、ご自身のパワーの源の現状を棚卸してみてください。自分の個人のパワーの中で、「これは誰にも負けないけれど、あれはまだまだだな」「目の前の仕事に没頭しすぎて、関係性のパワーに注意を払えていなかったかな」などと振り返ると、必ずや何らかの発見があり、自分のパワーの凹凸が見えてくると思います。今のあなたの凹凸を、将来どんな形にしたいか定め、明日から行動できるとよいですよね。

影響力を行使するうえで重要な変数とは

ここまで、パワーの源泉について考えてみました。では次の質問です。とにかくパワーを増強しさえすれば、あなたは確実に大きな影響力を行使できるでしょうか。圧倒的なパワーさえ担保できていれば、人はあなたの思うとおりに動いてくれるものでしょうか。

恥ずかしながら若かりし日の私は、そう信じてビジネススクール（経営大学院）に進み、世界屈指の戦略コンサルティングファームに入社し、鼻息も荒く邁進していたように思います。ただ、そんな浅薄な

考えだったので、その後、落とし穴に落ちることになります。

　自分のパワーをもって他者に影響力を行使するためには、パワー以外にも重要な変数が満たされている必要があります。たとえば、あなたのパワーが「相手のニーズ」に合致している必要があります。どれほどあなたの専門性や、技術、経験が圧倒的で他を寄せつけないものであっても、相手にとってそれが必要なければ、残念ながら相手にとっては無価値に等しくなるということです。また、どれほどあなたの能力が高く、正しい戦略や指示を提示しても、相手があなたをひどく嫌っていたならば、あなたの思うとおりに動いてはくれないでしょう。表向きはそれほどでもなくとも、嫌々従ったり、優先順位を下げた対応をするかもしれません。

　逆に、相手があなたに何らかの面で（精神的、金銭的になど）依存していたならば、あなたのパワーは容易に強い影響力を持つでしょう。たとえば、新卒や他部門から異動してきたばかりの部下は、右も左もわからない中で、上司への依存度が高まりますが、同じ部署に5年10年在籍している勝手知ったる部下は、上司に依存しなくてもおおむね日々の業務はこなせるでしょう。つまり、あなた自身のパワーに加えて、**相手のニーズや感情、あなたへの依存度が、実際に影響力を行使するうえでは、きわめて重要な変数になります。**

　これらに鈍感なままで、ひたすらあなたのパワーを押しつけたりすると、むしろ逆効果です。相手は強い意志をもって、あなたの意に反する行動をとるかもしれません。表立って反発するZ世代も出てくるかもしれません。ぐっと飲み込むX世代であれば、面従腹背といった対応もあるでしょうか。力を振りかざした強権発動のリスクは、コンプライアンス重視の今の時代、誰もがあちこちで見聞きしているとおりです。

　とはいえ、職場で仕事に追われ、管理職としてのプレッシャーにさらされていると、こんなあたりまえのことが見えずに視野狭窄に陥ることは、誰にでも起こりえます。その結果として、相手のニーズや感

情を無視した強権発動をしてしまうと、本来発揮できたかもしれない影響力さえ発揮できないリスクがあるわけです。

人は、信頼する他者の言うことを聞く

　さらに難しいのは、組織の中では、「何を（what）」言うかよりも「誰が（who）」言うかが問われる現実もあるということです。

　正論としては、whoではなくwhatに集中し、新人看護師の意見も、経験20年のベテラン看護師の意見も、同じテーブルに乗せて議論するのがあるべき姿です。しかしながら現実には、**人は、信頼する他者の言うことを聞く**ものです。これは洋の東西を問わずに実在する現実で、こうした現実を憂いていても時間の無駄ですから、それを前提として前を向き、「さて自分はどうするか」を考える姿勢をもちたいものです。組織で長く生き抜いていくためには、「ナイーブになりすぎない」というのも重要な要素だと思います。

　そして裏を返せば、「信頼しない人間の言うことは、それがたとえ明らかに正しくても耳を貸さない」という状況も起こりえます。そんな向かい風の場面では、「正しいことなのになぜ協力してくれないのか」と相手に詰め寄っても前に進まないでしょう。他でもないあなたの主張ゆえに聞いてもらえない場面に遭遇したならば、別の人を前面に立ててでも話を進める選択肢もあります。自身が裏方に回っても、当初の目的が達成されることを優先すればよいのです。

　重要なのは、そのようなときこそ自身のこれまでの行動を振り返り、「(他でもない)あなたの言うことだからやりましょう」と言ってくれる他者を得る努力を続けたいものです。信頼は、一朝一夕に構築できるものではありません。時間をかけて本物の信頼関係を築き上げなければならない難しさはあります。でも、なかなか得られない信頼だからこそ、それが得られたならば、その先には、あなたの影響力が自

<u>然発生的に</u>発揮される状態が生まれると思います。

　繰り返しになりますが、本来は、「誰が」ではなく「何を」言うかのみに集中する議論をあらゆる場で普及させるべきだと、個人的には強く思っています。

第4章
組織で生じるさまざまなパワー 研究の変遷

　前章では基本編として、パワーを生み出す3つの源泉と、影響力の行使に重要な変数について整理しました。さて、この「パワー」という概念については、20世紀前半から、政治学、社会学、心理学を横断して、豊かな研究が積み上げられてきました。本章では、さまざまなパワー、特に、人間が集まる組織において生じがちなパワーについて、ひも解いていきたいと思います。

パワー研究の起源

　「パワー（権力）」という概念の起源ですが、もともとは政治学の領域で議論されたのが事の起こりです。「お金でもなく名誉でもなく、パワー（権力）を強く欲する者が政治家として成功する」とはよく言われますが、たしかに政治の世界では、自身のパワーを増強して行使し、仲間をつくり、ひいては国全体に大きな影響力を発揮しなければ、選挙に勝つことも、法案を通すことも、公約を守ることも、何より国民のための政治を行うことも叶いません。

　また、パワーを持つ政治家は日頃から、同僚の政治家に対してさまざまな形で「貸し」をつくると言いますが、これはなぜでしょうか。仲間を増やすことで、自身の影響力や勢力を維持拡大するという趣旨は当然あるでしょう。加えて、政治の世界に独特な文脈として、政治家は、ここぞというとき、たとえば、自身が提議する法令を議会通過

させる際、所属する党の政策を実現する際、自身や党の仲間の選挙の際など、広範囲からの「支援（経済的および物理的支援）」や「票」が必要です。ここぞというときに、貸しを「確実に回収する」ことができるように、パワーを持つ者あるいは持ちたい者は、事前にできるだけ多くの人間に貸しをつくっておくというのです。「確実に回収する」ことで自身の志を果たすことができるという構造があるからです。

このように政治においては、パワーホルダーとパワーレシーバーの関係性が大変わかりやすく見えますから、「パワー」という概念がまず政治学の分野で議論され、長年にわたり研究対象であるというのはよくわかりますよね。

権力構造理論

ほどなくして1950年代に入ると、政治学者のみならず、社会学や組織論を専門にする研究者たちが、パワーについて論じ始めました。そして、会社組織や地域社会にも存在するパワーに着目し提唱された理論の一つが、「権力構造理論（Power Structure Theory）」です。

権力構造理論は、組織は「パワーが衝突する場」であり、組織の構成員は「戦闘員」であるという前提から始まります。戦場である大組織において、パワーホルダーは自身の利益を実現する行動をとり、自身に従属する者には何らかの報酬をもって報い、従属しない者を罰するという考え方です[2)3)]。

組織に存在する5種類のパワー

その後さらに、さまざまな種類のパワーの存在が研究される中で、米国の心理学者であるジョン・フレンチとバートラム・レイベンは

1959年、「5種類のパワー」を特定しました[4]。すなわち、組織においては、**1 報酬**（Reward）、**2 強制**（Coercive）、**3 合理**（Legitimate）、**4 指示**（Referent）、**5 専門・熟練**（Expert）という5つのパワーが存在しているという結論です。なるほどこれらは、組織のパワーホルダーが行使するであろうパワーの種類を網羅的に整理しており、今の時代においてもしばしば参照される考え方です。特に、**1** から **5** のうちの複数のパワーを同時に行使するリーダーは、部下にとってはなかなか抗しがたい相手となるでしょう。

公式のパワーと非公式のパワー

　1980年代に入り、著名なカナダの経営学者であるヘンリー・ミンツバーグは、組織には、「**公式のパワー**（Formal Power）」と「**非公式のパワー**（Informal Power）」が存在すると論じました。公式のパワーとは、いわゆる組織のヒエラルキーの中での役職を背景に行使される指示や圧力（プレッシャー）です。一方の非公式のパワーとは、個人の人間関係を背景に生じるものゆえに、目に見えないし、明確に定義されにくく、静かな圧力として機能するのですが、実はこの非公式のパワーのほうが公式のパワーよりも強力な影響力を持つことも多いというのです[5][6]。

　この考え方、読者の皆さまも納得感があるのではないでしょうか。部下の視点から見ると、直属の上司の指示に強制力があるのは当然ですが、見方を変えるとそれは、現時点の上司－部下関係という限定的で一時的な状況下での指示に過ぎないとも言えます。一方、たとえば家族ぐるみで長年お世話になっている先輩から何らかの依頼があったとしましょう。こうした個人的な人間関係を背景にした依頼や指示こそ、確実に果たさなくてはいけないという「**心理的な強制力**」は強かったりしませんか。これが非公式のパワーの威力です。

逆に言うと、あなたが上司の立場で部下に指示をする場合、部下から、単なる「(今の)上司の指示」と受け止められるのではなく、たとえば、「尊敬する上司からの指示」や「日頃からとてもお世話になっている上司からの指示」という非公式（informal）な要素が加われば加わるほど、あなたの指示が部下に及ぼす強制力は強くなるということです。他の人からの指示よりもあなたの指示の優先度を上げて対応してくれる確度が高まるだろうということです。

パワーの定義

さてこのあたりで、「パワー」の定義を確認しておきましょう。パワーについては数多の定義がありますが、中でも特に広く参照されてきたのが、ドイツの社会学者・経済学者・政治学者であるマックス・ウェーバーの定義です。ウェーバーは、「**パワーとは、相手側の抵抗にもかかわらず自分の望むもの（利益）を実現する能力**」[7]としています。つまり、相手側の意に反してこちら側の目的を実現する際に用いられるのがパワーということになります。非常に強制的な意味合いが強い言葉だというのがわかります。

これをさらに発展する形で、米国の社会学者であるスティーブン・ルークスは、支配する側（パワーホルダー）は、目に見えないパワーで、支配される側（パワーレシーバー）の「**自発的な従属**（Willing Compliance）」を獲得していると論じました[8]。この「自発的な従属」ですが、実は平時の上司－部下関係のみならず、有事である企業不正において大変重要な論点です。つまり、支配する側が、目に見えないパワーを行使しそれが機能したならば、ある段階から、支配される側は自発的に従属するモードに入るがゆえに、両者のパワーバランスが固定化されます。言い換えるならば、精神的に、部下が上司の管理下に入っている状態がつくられます。そういった上司－部下関係において

は、たとえば、上司の期待する談合を行う、上司からの指示どおりにデータを改ざんするといった、上司の期待するとおりに部下が不正を働く土壌を作ってしまうのです。

3つの次元の権力

そうすると次に、「この自発的な従属を、パワーホルダーは一体どうやって確保しているのか」という問いが出てくるかと思います。

ルークスはその著書『Power: A Radical View』[8)9)] の中で、この問いについて回答を示しています。ルークスはもともと、パワーには多種多様な型が存在するのでそれらさまざまなパワーの型を考慮すべきである、中でも、**「外からすぐには見えにくいパワーに注目すべきだ」**という考えの持ち主です。この主張は前述の、「見えにくい非公式のパワーほど実は大きな効力を持つことが多い」というミンツバーグの主張に近いですよね。そしてルークスは、上記の問いに答えるべく、パワーを下記3つの次元に分けて議論しました。

1　「**一次元的権力**（First-Dimensional Power）」とは、これまでの議論にあるように、相手の意向に反して、パワーホルダー側が意志をもって決断し積極的に行使するパワーです。こうしたパワーが行使されると、当然の帰結として、両者の間には目に見える衝突が起こります。

2　「**二次元的権力**（Second-Dimensional Power）」とは、AがBに対して（強制ではない）影響力を発揮したり、別のアジェンダを設定したり、Bが期待するアクションを<u>とらない</u>ことで行使するパワーです。結果的には、一次元のパワーと同様に、両者の間に何らかの衝突は起きるのですが、目に見える形で生じる場合と、あからさまには見えない形での衝突で終わるケースがあります。

3　「**三次元的権力**（Third-Dimensional Power）」は、AがBに行使するといった1対1の関係というよりは、Aがグループ全体や組織全体であり、それらの価値観や行動規範、構成員の間で共有されている「こうするべき・こうあるべき」といった趣向がBに影響を与え、その結果Bがある行動をとる、あるいはある行動をとらないという結果に至ります。こうした文脈では、BはAが何らかのパワーを行使したことに気づかないことも多いので、AとBの両者間に衝突は起きにくく、非常に平和裏に事が進み、気づいたらAが望むようにBが行動していたという帰結になりやすいです。

　二次元的権力は、経営層で巧妙に行使されやすいパワーです。部下からの要望や報告に対して、経営層があえて何のアクションもとらない、見て見ぬふりをする、話だけ聞くがまったく対応しない、という行為は、実は圧倒的なパワーを背景にしているからできることです。なぜなら、中間管理職がこのように下からの報告を無視することは許されないからです。つまり、経営層は、組織内での自身の圧倒的な高い役職という公式のパワーを背景に、アクションをとらない、あるいは隠蔽するというパワーを行使しているとも言えるでしょう。

　三次元的権力は、「自社にはどこにも書かれていないルールがたくさんある」と感じられる組織に所属されている方にとっては、日々の業務のそこかしこで、見つけることができるかと思います。三次元的権力も、ポジティブな意味合いをもつものと、ネガティブな働きをするものの両方があります。

　ここまで見てきたさまざまなパワーを参考に、ご自身の周囲に存在するパワーを観察し、特定し、解釈してみてください。ご自身の周囲の、あるいは組織全体のパワーメカニズムが理解できると、同じ職場でもこれまでとは違う風景として見ることができるようになります。そうすると、自分の一時の感情や好き嫌いだけで人に接する愚かさを

認識できるようになり、より冷静に、効果的に、ときには戦略的に人間関係を整えていこうという意思が生まれると思います。ぜひまずは、周囲に存在するパワーの観察から始めてみてください。

第 5 章

不健全なパワー

　前章では、これまでに研究されてきたさまざまなパワーについてその変遷を見てきました。本章では、そうしたパワーの中でもとりわけ、ネガティブな文脈で行使される「**不健全なパワー**」に焦点を当てて議論していきます。

　最も深刻な例としては、たとえば、上司が部下に不正を強要する際に不健全なパワーを行使するという例があります。目をそらしたくなるようなネガティブなパワーですが、万一のときに備えて、組織に属するあらゆる人が、この不健全なパワーについて正確に理解することが、将来における最大の抑止力になると思っています。本来はあってはならない不健全なパワーについて、組織人が十分に理解していれば、そうしたパワーを目にしたときや、自分に対して行使されたときにいち早くそれに気づくことができ、意志をもって相手のパワーを削ぐ、抑制する、不健全なパワーから自分を守る、不健全なパワーが組織内にはびこらないように予防するということが可能になります。

　私は、日本企業の不祥事について研究しています。海外企業の不正と比べると、日本企業の不正には顕著な特徴があります。それは、**日本企業の不正における大多数の当事者は、自分の懐に一銭のお金も入れていない**ということです。つまり、金銭的な目的で実行される不正は少なく、多くの不正は、「会社のため」「組織のため」「上司の指示のため」「お世話になった上司のため」に自ら進んで行われているの

です。不正の報告書である「第三者調査委員会報告書」[註1]を読んでみると、昨日まで善良な会社員であった人が、本人にはとりたてて悪意がないままに、ただ、知識不足や危機察知能力の欠如、盲目的な従順ゆえに、ある日気づいたら不正を犯してしまい、取り返しのつかない事態に陥るケースであふれています。非常に胸が痛くなる報告書が多いのです。

学術研究──「不正を起こすパワーモデル」の提示 [10]

路上犯罪と異なり、多くの企業不正は、個人的な動機からというよりも、組織における不健全なパワーに起因して起こります。ではいったい、具体的にどんな種類のパワーとメカニズムによって不正は起こるのでしょうか。

この問いに答えるため、私は、2015年から2022年の間に東証一部上場企業が犯した「データ改ざん」にかかる第三者調査委員会報告書35件を分析しました。当事者のインタビューコメントをデータベース化し、コーディングし、内容別に分類し、再度分類内容を精査するという定性分析のプロセスを繰り返した結果、表2 にあるパワー、すなわち、3つのコア・カテゴリ・パワーと11のサブ・カテゴリ・パワーを特定することができました[11]。

結論として、データ改ざん不正の背後には、まずは「**組織の機能不全**」という前提があり、それに加えて「**規範のパワー**」「**公式のパワー**」「**無視するパワー**」が存在していることが確認できました。

註1　上場企業で大規模な不正が発覚すると「第三者調査委員会」が組成される。外部の弁護士や会計士、有識者から組成される第三者調査委員会は、デジタルフォレンジック調査から始まり、全社員への質問表による調査、関係者全員へのインタビューを含めた詳細な調査を行う。調査を担当した弁護士が、不正が起きた背景、詳細、根本原因の分析、再発防止策などについての最終報告書をまとめ、取締役会に提出する。企業がこれを外部に対して公開する。

表2 コーディング・カテゴリと事例

コア・カテゴリ	サブ・カテゴリ	頻度	事例
公式のパワー (Formal Power)	上司からの指示（直接圧力含む）	20	上司が検査スタッフに排出ガスデータを上書きするように指示した
規範のパワー (Norm Power)	他部門への非介入	54	各部門が他部門についての基本的な知識が欠如し、他部門に無関心であるため、部門間の監視が行われなかった
	出荷第一主義	46	中間管理職が、何をおいても（どんな手段を使っても）納期を守るよう、きわめて強い指示を出していた 上司が部下に、細かい仕様よりも納期どおりの出荷を優先するように指示を出していた
	報告しても無駄という諦め	31	現状を変えるために上役に報告したり内部告発をしたりしても、上司や経営層を変えることはできないという諦めの気持ちがあった
	売上／利益至上主義	20	事業環境が悪化していく中で、売上向上だけが生き残る唯一の道だという考え方が浸透していたため、法令遵守よりも売上を上げることを優先させた
	顧客への盲目的な従順	18	顧客の要望やプレッシャーにただちに盲目的に対応することが全社の基本動作になっていた
	前任者の手順の踏襲	13	測定値の改ざんがベテランの前任者から新任の若手スタッフへ口頭で（手順書なしに）受け継がれていた
	過剰なミスゼロポリシー	6	「絶対ミスをするな」という強いプレッシャーが支社に課せられていたため、支社側は建設不具合について、支社長にも顧客にも報告しないことを決めた
無視するパワー (Neglect Power)	怠慢・不注意	16	経営者は品質保証部の現状について理解しようとする努力を怠った
	暗黙的な承認	19	品質保証部に所属していた前任マネージャーの多くは、データ改ざんが行われていることを知っていた
	無視・無関心	29	経営トップと開発部門のトップの両者ともに、検査業務について知識がなく無関心であった

出典：Takaoka, A.: Introducing the Fraudulent Power Model: Unquestioned Power Behind Data Falsification Crimes. Organizational Science (組織科学), 57(4), 126-143, 2024

そして、データ改ざんという不正が起きる際には、2つのルートがあるのです。**規範のパワーと公式のパワーが行使されるルート**と、**規範のパワーと無視するパワーが行使されるルート**の2つです（図2）。特に着目すべき点は、組織が機能不全な状況にある中で、規範のパワーと無視するパワーが組み合わさると、公式のパワーが行使されずとも、すなわち、上役からの指示や圧力がなくとも、データ改ざんは発生しうるということです。そして件数としては、圧倒的に後者のケースが多いのです。つまり、**日本企業におけるデータ改ざんの多く**

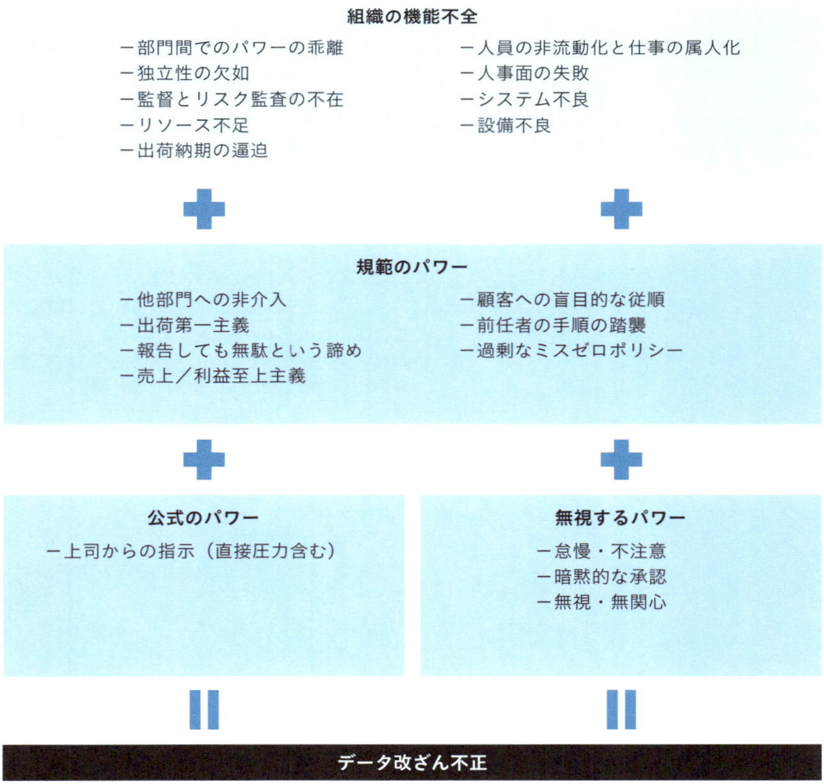

組織の機能不全
- 部門間でのパワーの乖離
- 独立性の欠如
- 監督とリスク監査の不在
- リソース不足
- 出荷納期の逼迫
- 人員の非流動化と仕事の属人化
- 人事面の失敗
- システム不良
- 設備不良

規範のパワー
- 他部門への非介入
- 出荷第一主義
- 報告しても無駄という諦め
- 売上／利益至上主義
- 顧客への盲目的な従順
- 前任者の手順の踏襲
- 過剰なミスゼロポリシー

公式のパワー
- 上司からの指示（直接圧力含む）

無視するパワー
- 怠慢・不注意
- 暗黙的な承認
- 無視・無関心

データ改ざん不正

図2 **不正を起こすパワーモデル**
出典：Takaoka, A.: Introducing the Fraudulent Power Model: Unquestioned Power Behind Data Falsification Crimes. Organizational Science (組織科学), 57(4), 126-143, 2024

は、**組織の機能不全を前提に、規範のパワーと無視するパワーが組み合わさるというパワーメカニズムによって起こる**という結論です。以下に、一つひとつ詳細を説明していきましょう。

組織の機能不全

「**組織の機能不全**（Organizational Dysfunction）」は、データ改ざんの状況的前提をつくる役割を果たします。その中身は、下記9つの項目に分類されます。

1 部門間でのパワーの乖離

データ改ざんが行われやすい（第三者調査委員会報告書における報告件数が多い）業種の一つに製造業が挙げられますが、その製造業に少なくない風景として、開発・製造・営業部門に比べて、品質保証部門のパワー（発言権、最終意思決定権など）が相対的に少し低いという状況があります。この不健全なパワーバランスが、たとえば、製造部門が、品質保証部門の検査結果を「厳しすぎる」として、検査の緩和ややり直しを求める背景となります。

2 独立性の欠如

品質保証業務が、大きな製造開発部門の傘下にあるという組織構造を持つ企業があります。そうすると、製造・開発機能に対して、検査機能の本質的な独立性が担保されにくくなるケースが出てきます。ときに、製造開発部門側の意思が品質保証業務に介入してくるリスクが生じるということです。検査機能の独立性が失われると、その結果がゆらぐリスクが出てくるのは想像に難くないでしょう。

3 監督とリスク監査の不在

本来、品質保証のための検査は、ルールに則って明確に定められた

手順と手法で行われているかどうか、複数の目による監視が常に機能している中で行われて初めて、正確な結果を提示し続けることができます。ところが現実には、さまざまな理由から、担当者が一人で全検査を行うことになり、行われた検査の詳細がブラックボックス化するケースがあります。特に、監査や検査の手順や手法が明文化、マニュアル化されておらず、前任者から口頭で引き継がれて運用されている場合、検査担当者が意図せずとも、結果としてミスや不正が起きてしまう温床になりかねません。

4 リソース不足

　データ改ざんは、予算不足や経費削減によって必要な人員を確保することができず、その結果、限られた人員が過剰な仕事量と差し迫る納期に追われながら仕事をするという状況で発生しやすくなります。データ改ざんの最も直接的な引き金は、深刻なリソース不足と言っても過言ではありません。逆に言うと、不正予防の一丁目一番地は、仕事量と人員／予算のバランスを一度棚卸しして、正確に必要予算／人員を算出し、十分なリソースを確保し、各人が余裕をもって仕事ができる職場環境を整えることだと思います。

5 出荷納期の逼迫

　出荷納期に対するプレッシャーが特に大きい組織において、たとえば、基準値に対して検査結果がわずかに達していない、あるいは、顧客の要求した仕様に対して最終仕様がわずかに及ばないという状況が生じた場合、またそれに加えて、出荷を要求する他部門からの圧力があった場合、担当者は追い込まれ、改ざんに手を染める「機会」がつくられてしまいます。

6 人員の非流動化と仕事の属人化

　組織内でのジョブローテーションがきわめて少ない場合、一人の人

間が同じ仕事を5年も10年も担当することになり、仕事の属人化が起こります。ポジションに仕事がひもづくのではなく、ポジションに人がひもづいてしまうと、仕事の詳細がブラックボックス化するために、大きなミスや不正が起きやすくなるのです。

7 人事面の失敗

　そもそももとをただせば、各部門の仕事量（繁忙期と閑散期の差の調整を含めて）に見合った人材配置が正しく実現できていないから、個人に過剰な負荷がかかり、いよいよ個人や課などが踏ん張りきれなくなったときに、起こるべくして起こるのがデータ改ざんです。始めから、仕事に余裕があるにもかかわらず「改ざんしてやろう」といった悪意のあるケースはまれです。したがって、人事部門が、各部門各課の仕事量の変動を正確に理解し、それをふまえた人材配置を緻密に実現することができれば、不正予防の大きな一歩になります。

8 システム不良

　検査機器が自動的に前回のデータを記載してしまうといった機器の仕様やシステムの不備が不正を行いやすくする面も否定できません。

9 設備不良

　最後に、事例としては意外に多いのが設備不良です。遠因としては部門予算の不足があるのですが、たとえば、検査数が増えているにもかかわらず検査用機械の数が足りない、検査機器が古く整備不良のためミスが発生する、検査室が狭すぎるため正確に検査を行うことができない、といった設備不良が、間接的にではあれ不正を起こしやすくするといった課題は、いの一番に解決したいものです。

公式のパワー

「**公式のパワー**（Formal Power）」は、上位職からその部下に対する「指示命令」や「圧力（プレッシャー）」という形で行使されます。これまでの章でも紹介したように、歴史的には最も議論されてきたわかりやすい強権を発動するパワーですが、実は、本研究対象の 35 件のデータ改ざんにおいては、あまり行使されていません。

表2 に示しているとおり、**公式のパワーは全体で 20 回しか行使されていません**。一方、**規範のパワーは合計 188 回**、**無視するパワーは合計 64 回**と、公式のパワーよりも圧倒的な高頻度で行使されています。それぞれのパワーが行使される頻度を見ると、前述のとおり、日本企業におけるデータ改ざんの背後には、組織の機能不全が前提としてあり、さらに規範のパワーと無視するパワーが行使されるという組み合わせが最も標準的なパワーメカニズムだと言えるのがわかるでしょう。

規範のパワー

「**規範のパワー**（Norm Power）」とは、組織の構成員が、所属する組織に内在する DNA のように認識しているものが、結果として構成員の行動を規定するというパワーです。規範とは、「組織の構成員が何を考えどのように行動すべきかについての具体的な共通理解」[12]と定義されており、先輩から後輩へ、仕事や仕事前後の時間を共有する中で、口伝えや実際にやってみせる、背中を見せるという形で自然に受け継がれていくものです。規範は、一旦内在化されると、組織の構成員の思考や行動に直接的な影響を及ぼすため、たとえ明文化されていなくても、それについての教育を受けずとも、疑いもなく無意識のうちにその規範どおりの行動をとらせるという特徴があります。前述のルークスによる分類に照らすと、「三次元的権力」に該当すると言え

るでしょう。データ改ざんの背後にある規範のパワーの分類として、下記7つのパワーが特定されました。

1 他部門への非介入

各部門が名実ともに独立して運営されており、お互い他部門の業務や運営に無関心であるため、他部門からの報告についてとりたてて確認することもなくそのまま受け入れてしまうという「他部門への非介入」は、多くの企業に共通して確認された現象です。最高頻度の54回が確認されました。各部門がそれぞれきちんと仕事をしているはずであろうという他部門への信頼や尊重は望ましいものですが、組織として十分に機能するためには、適切な相互監視は必須です。特に長年、同じメンバーで同じ業務を続けている場合、内部目線だけではつい見落としがちな問題が起きていることはあります。相互にモニタリングし合うことで、潜在リスクを浮かび上がらせて回避することや、顕在化したリスクを適切にマネージすることが可能になります。他部門への適切なモニタリングと適切な介入は、不正予防にはきわめて重要な要件です。

ただしこの問題の背後には、取締役会において取締役が果たすことが期待される役割、すなわち「取締役の要件」というテーマが潜んでいると思います。取締役会とは、本来、それぞれの取締役が自身の管掌部門の戦略や実績、課題、展望について議論していく場であると同時に、むしろより重要なのは、全取締役で「経営マター」について議論する場です。したがって、本来あらゆる取締役は、自部門についてだけではなく他部門についても幅広く議論できる知見をもち、他部門の経営案件についても議論できることが期待されています。だからこその（部門長でない）取締役なのです。さらに取締役は、経営マターを議論するだけではなく、日頃から他部門の業務をモニタリングし、健全な監視とリスクマネジメントを相互に機能させることが期待されています。ハードルの高いテーマではありますが、この「取締役の要

件」問題を解決しないことには、他部門への非介入という問題は、本質的にはなくならないように私は考えています。

2 出荷第一主義

「納期どおりに出荷すること」が規範として定着しすぎるあまり、徹底した品質管理や全検査工程を正確に完了することよりも、納期内出荷を優先してしまう、といった状況を見たことはありませんか。たしかに納期が遅れると、顧客やパートナー企業に迷惑がかかり、顧客からクレームが来てしまうわけですが、それを何よりも大きな悪・ミスとする共通認識があるゆえでしょうか、何をおいても納期どおりの出荷に拘泥するという規範は、全46回という高頻度で確認されました。

こうした<u>過剰な</u>出荷第一主義といった規範を修正するには、明示的に優先する項目を提示するのが有効だと言われています。たとえば、「第一に正確な品質管理！　第二に納期内出荷！」といった具合に行動規範に明示的な「順位づけ」をすると、新たな規範として認識されやすくなります。

たとえば東京ディズニーランドを運営するオリエンタルランドは、その行動基準「The Five Keys〜5つの鍵〜」の中で、「わたしたちは、安全を最優先し、行動します」と明言しています。続けて、運営にあたって最も大切にしている規準、ゲストに最高のおもてなしを提供するための判断や行動のよりどころとして、① Safety（安全）、② Courtesy（礼儀正しさ）、③ Inclusion（インクルージョン）、④ Show（ショー）、⑤ Efficiency（効率）を順位づけして提示しています[13]。この順位づけによって、間違っても⑤の効率を重視するあまり、①の安全を犠牲にすることがないように、という会社のメッセージが一目瞭然ですから、きっとわかりやすく社員に伝わりますよね。

3 報告しても無駄という諦め

　従業員がたとえ不正や現場の問題点を報告しても、それを受けて組織が具体的なアクションをとり事態が改善されるという希望をもつことができず、諦めの気持ちから報告すらしないという状況は、皆さまの周囲にないでしょうか。

　内部告発を妨げる原因は他にもあります。たとえば、欧米諸国に比べると、日本では労働市場の流動性が低いため、内部告発をするとその後の仕事が見つけにくい、内部告発者はその後採用されにくいといった労働市場側に起因する問題があります。ただし上述の、報告しても無駄といった諦めの感覚は、内部告発を妨げる一歩目の根本原因として非常に重いものです。

4 売上／利益至上主義

　どんな犠牲を払っても、あるいはどんな手段を使っても売上／利益を増やすようにという強い圧力を、現場の従業員が明示的に受ける、あるいはそのように認識すると、その圧力に耐えかねて、あるいは応えようとして法令違反に手を染めてしまうというケースです。売上責任を担う支店や海外拠点などで共通して確認された構造です。たとえば、今期の目標に対して実績があと一歩不足している場合に、売上至上主義という規範と会社や上司からの圧力が組み合わさると、売上を水増しする不正につながりやすくなります。直接的な指示や圧力がなくとも、部下側が自発的に、ルール違反に手を染めてまで数字を作る過剰適応ケースも少なくありません。

5 顧客への盲目的な従順

　特に大顧客に対して、これまでの継続的な取引を絶対に失いたくないがゆえに、顧客からの仕様要求や無理な納期をそのまま受け入れてしまうという行動の後ろにある、顧客への盲目的な従順という規範です。これは、規範が基本動作に直結しているケースが多く、たとえ

ば、仕様データを改ざんして表向きは顧客要望に応えているように見せる、成分や製造元を書き換えて納入するといった事例が確認されました。

この規範の根が深いのは、実は顧客仕様に満たずとも、社内で設定している規準を満たしていれば、安全性や品質にはまったく問題ないので大きな問題ではない、と主張する当事者が多くいたことです。この議論は、本当の実態に即して考えてみると、もしや一理あるのかもしれません。ただそうであるならばなおさら、なぜそれらをつまびらかに顧客に説明し、交渉してすべての合意をとったうえで正々堂々と出荷する判断にならないのか、悩ましいところです。つまり、たとえ専門的な妥当性のある話をしても、強い立場である顧客側の主張は変わらないであろう、クレームになるだけなので面倒な議論は回避しようという思考が垣間見えます。となるとここには、企業内での規範という問題の範疇を超えて、日本における企業と顧客のパワーバランスという、より広範で社会的な問題が潜んでいるのかもしれません。

6 前任者の手順の踏襲

経験の浅い新任スタッフが新たに業務を担当する際に、ベテランの前任者から引き継いだ仕事の手順などを鵜呑みにした結果、気づいたら、正しくない（不正を含む）手順を踏襲してしまっているというケースです。「前任者は絶対に熟練した専門家である」という思い込みと、自身の知識・経験不足が組み合わさると、まったく悪意のない不正の原因となります。特に、手順が複雑で専門的であればあるほどこのリスクは高まるため、組織ができる予防策としては、正式な手順のマニュアル化、定期的な手順の見直し、不足のない人員配置、ジョブローテーションの推進などを行うことが考えられるでしょうか。

7 過剰なミスゼロポリシー

「ミスゼロ」というと、トヨタ自動車を筆頭に日本が世界に誇る製

造業の強みです。一方で、この「ミスゼロ」ポリシーによって従業員は、「絶対ミスできない」と意識しすぎるがゆえに、万一許されないミスを起こした際に、ミスしたことを隠蔽する、データを改ざんしてミスをなかったことにするという不正が誘発されるケースが6回確認されました。起きてしまったミスを顧客にも社内にも報告しないで、現場ですべて隠蔽するという悪質な不正もあります。

　ミスゼロをうたうのであれば、同時に、ヒューマンエラーをカバーできる仕組み作りを行うところまでをセットで基本方針とすることが不可欠だと思います。たとえばトヨタ自動車は「同じミスを繰り返さない4つのステップ」という問題解決法で、担当者・対象・手段・業務フローの4つの観点からトラブルやミスが起きた原因を突き止め、同じミスが繰り返されることを防いでいるそうです。つまり、ミスを属人的に解決するのではなく、「仕組みで解決する」という思想ですから、ミスが起きた後の対応こそが重要です。担当者だけが責められるのではなく、**再発しない仕組みを作るところまでを規範とする**のです。

　以上見てきたとおり、規範のパワーというのは、組織の構成員一人ひとりの気持ちの奥深くに刻み込まれ浸透し、従業員の行動を無意識下で規定するため、組織のあらゆる場面で顔を出します。そして、これら規範のパワーがより多く機能している職場でさらに公式のパワー（上位職からの指示や圧力）が追加されると、不正を起こす機会が生まれます。

無視するパワー

　さらに分析を進めていく中で特定されたのが、「**無視するパワー**（Neglect Power）」です。無視するパワーとは、文字どおり無視をし、具体的な行動をとらないことをあえて選択するパワーを指します。した

がって、外から確認しにくいのですが、35件の不正事案の中で合計64回も該当するパワーが確認されるという驚きの結果でした。前述のルークスによる分類に照らすと、「二次元的権力」に該当すると言えるでしょう。無視するパワーの中身を見てみると下記3種類に分類できます。

1 怠慢・不注意

経営層や本社管理部門が、現場の業務に関する知識が不足している、あるいは現場の業務を理解しようとせず「怠慢」であることにより、現場のモニタリングが機能せず、不正が放置されるというケースです。また、特に社内異動が少ない組織においては、長年一人の人間が同様の検査業務を継続することにより、業務が日常化・習慣化し、仕事への集中力や緊張感が失われる結果、「不注意」による不作為が不正を起こしてしまうことも多いようです。怠慢と不注意に起因する事案だけでも16回確認されました。

2 暗黙的な承認

検査担当者が検査の中のある工程を省略して工程を終えることを、上役や部門長が見て見ぬふりをするというのは、暗黙的に（不正を）承認していることに他なりません。また、組織のトップや経営層が、自社のある部門でデータ改ざんが行われていることをなんとなく耳にしていながら何ら対処をしないのであれば、組織ぐるみで暗黙的に改ざんを承認していることと同義です。このような、上位職による「暗黙的な承認」を含む不正が、19回確認されました。

こうした暗黙的な承認はなぜ起こるのでしょうか。不正後のインタビューの中で、当事者の多くは、人員や予算、納期が逼迫している中で、「一部の検査を省いても大勢には影響がないと考え始めた」とか、さらに言うと「一部の工程を省略しなければとてもじゃないが全製品を納期内に出荷することなど不可能だった、だから見て見ぬふり

をするしかなかった、それが唯一の解決策だった」といった発言をしています。つまり、「それ（検査不正）しか方法がなかったのだから、自分が悪いわけではない」という心理的正当化が起きていることがわかります。厳しい事態の中で、ある段階からは自分を自分で納得させるという**心理的正当化が起き、それ以降は不正の手順がルーティン化していく**というプロセスが読みとれます。

3 無視・無関心

　組織のトップや経営層が、現場から良くない報告や不正の種のような事案についての報告を受けた際に、これを意識的に「無視」する、聞いてもアクションをとらない、あるいはそもそも「無関心」のため報告すら上がってこないという状況が、無視するパワーの中で最も多い29回確認されました。上層部の無視・無関心が継続し、不正の種が放置された結果、長期的に、より大規模で深刻な不正につながってしまったケースも多々確認されました。

　組織のトップや経営層が、いったいなぜ不正やその種を無視するなどということが起きるのかと怪訝に思われる方も多いと思います。各事案についてよくよく見てみると、彼らとしても必ずしも悪意があって無視をして隠蔽したという単純な話ではなく、日々分刻みのスケジュールに追われながら難しい決断を下し続けるという激務の中で、こうした不正の種のような報告の重大性や緊急性を察知し、後回しにせずすぐに断固とした有効な策を打てるような有能で勇気ある社長が限られているというのが実情だという感想をもちました。

　ここまで見てきたとおり、**無視するパワーというのは、沈黙の中で不健全に行使されます**。そしてこの**無視するパワーが、同様に静かに浸透する規範のパワーと組み合わさると、無視するパワーが公式のパワーを代替する形で機能する**ため、上位職からの公式な指示や圧力がなくとも、不正につながる土壌を整えてしまいます。これが、日本の

データ改ざんの背後に最も共通して確認されるパワーメカニズムです。

　これら不健全なパワーと照らし合わせながら、皆さまの組織にある潜在的な課題について考察してみてください。こうしたリスクがないという素晴らしい職場にいらっしゃる方はあくまでご参考までに。他方、ご自身の組織にも思い当たる不健全なパワーが存在しているという方はぜひ、 表2 の3つのコア・カテゴリ・パワーと11のサブ・カテゴリ・パワーを「不正リスクのチェックリスト」としてご参照ください。その結果をふまえ、特に優先順位の高いリスクから手を打たれることをお勧めします。

第 2 部

リーダーシップ理論

第1章

リーダーシップ理論の変遷

　読者の皆さまは、少子高齢化や働き方改革、そしてポストコロナといった変化と困難のさなか、まさにリーダー（中間管理職）受難の時代に、日々組織を率いていらっしゃると思います。組織運営・管理の難易度は今、かつてないほど高まっていませんか。そんな今だからこそ、効果的・効率的にご自身のリーダーシップを最大限に磨き上げることで、メンバーのパフォーマンス向上とひいては組織全体の成果につなげていただきたいと思います。

リーダーとしての勝負の分かれ目

　さて、皆さまは、ご自身が得意な、あるいは快適なリーダーシップスタイルをお持ちでしょうか。自分が得意なスタイルを徹底的に磨き上げることが、「リーダーシップ開発の一丁目一番地」だと思います。
　しかし、リーダーシップの難しさとは、残念ながら、その得意なアプローチが、どんな状況でも、誰に対しても有効とは限らないということです。一筋縄ではいかないのです。対する相手によって、環境によって、時代によって、自身のスタイルをいかに微調整できるかが、リーダーとしての勝負の分かれ目でもあります。なぜなら、リーダーが関わるステークホルダーは多様で、リーダーシップを発揮する文脈も多様だからです。
　この第2部で、長い歴史とともに進化してきたリーダーシップ理

論を包括的に扱う最大の目的は、まさにここにあります。さまざまなリーダーシップ理論をご自身の引き出しに蓄えてください。そして、適切な時と場所で適切に取り出して発揮できるような、しなやかなリーダーになっていただきたいと思います。それが、困難な現代を生きるリーダーの助けとなる、必須要件だと思うからです。この第2部の内容が、皆さまが新たな地平からご自身のリーダーシップについて鳥瞰する一助になれば幸いです。

「時代の産物」リーダーシップ理論を概観する

リーダーに関する研究は、古くは哲学者が、のちに数多の研究者が、そして実務家や経営者が、それぞれの立場から貢献してきた歴史があり、これまで膨大な理論が展開されてきました。

紀元前～中世

紀元前、中国春秋時代を生きた哲学者老子は、賢いリーダーを、「私心がなく、働き者で、正直で、時を読んで行動し、摩擦を公平に対処し、他者を力づけ権限を与える」と著したとされています。

古代ギリシャの哲学者プラトンは『国家』の中で、善を知ることの重要性を説き、善を知り知恵ある哲学者が王となるか、王が哲学を学ぶかいずれかであるべきという「哲人政治論」を展開しました。そしてそうしたリーダーが効果的に民衆を率いるためには、「知恵」と「判断力」が必須だと論じたのです。プラトンの弟子であった偉大な哲学者アリストテレスは、「リーダーは他者が善を志向するのを助ける」としました。

時は下り、中世イタリアを生きたニッコロ・マキャベリは『君主論』の中で、国家の利益に資するならば権謀術策もいとわないリー

ダー論を説きました。マキャベリの『君主論』は、一見すると、パワーや社会的な正当性を得るためのリーダーのずる賢さや狡猾さを肯定する、パワーポリティクス（権力政治）擁護論に見えます。たしかに表向きは権謀術策を説いていますが、実際には多分に風刺的であり、善なる君主など期待できない混乱の時代において、少なくとも「まともな独裁者」であることを求めて書かれた反面教師的な意味合いを見逃すべきではないでしょう。

19世紀以降

　19世紀になると「偉人理論」に代表される「特性（資質）理論」が生まれました。20世紀には、「行動理論」「状況（条件）適合理論」「カリスマ・リーダーシップ理論」「変革型リーダーシップ理論」など、次々に新たな理論が発表されました。21世紀に入ってからも、「集合天才理論」や「本物の（オーセンティック）リーダーシップ理論」など、新たな理論は生まれ続けています。現在のリーダーシップ研究界隈は、共通解に収れんすることはなく、複数の理論が共存する混沌が続いています。リーダーシップ理論は、組織行動論の中で最も研究され、しかし解明されていることが最も少ないと言われるゆえんです。

　「ナポレオンは革命の産物である」とはよく言ったものですが、リーダーシップ理論も同様に、多分に「時代の産物」だと言えそうです。リーダーシップ理論は当然ながら、厳に学術的に研究されてきたものですが、一方で学術界は社会と隔絶しているわけではなく、時代に影響され影響し合い、リーダーシップ理論も形を変えながら進化し続けてきました。そういった歴史観をもってリーダーシップ理論を改めて概観すると、大変興味深いのです。

　また、この第2部においては、リーダーシップ理論における根源的な問いについても一緒に考えていきたいと思います。つまり、リーダーに求められる資質とは何でしょうか。そもそもリーダーだけに求

められる普遍的な資質はあるのでしょうか。あるとすると、それは何でしょう。そしてそれらは生まれつきなのでしょうか、あるいは後天的に開発可能なのでしょうか。これらの問いを頭の片隅に置きながら、リーダーシップ理論をひも解いていきましょう。

リーダーシップ理論をひも解く

偉人理論

1840年、英国の歴史家トーマス・カーライルは「英雄」を主題にした公開講義の中で、「リーダーはリーダーとして生まれる。つくられるのではない。生まれながら英雄の才に恵まれている者だけがリーダーになる」と唱えました。カーライルは、ナポレオンやジュリアス・シーザーなどを例に「偉人理論（Great Man Theory）」を提唱しました。そして何をもって「偉人（Great Man）」とするかについては、肉体的に強靭かつ頭脳優秀であること、両者の共存を必須要件としました。

さらに1841年には、「世界の歴史は、偉大な人間たち（Great Men）の伝記（Biography）に過ぎない」と述べました。ただこれは、つまるところその他大勢の市井の人間の歴史を否定する意味合いをもつとして、以降、偉人理論は長らく厳しい批判を受けることになりました。しかしながら、偉人理論のもつある種のわかりやすさや、リーダーにはそうあってほしいと願う民衆の感覚に訴えるところもあってか、本理論のエッセンスは今もなお、生き残っています。

特性（資質）理論

その後、偉人理論を発展させる形として、偉大なリーダーを形づくる「特性」を見いだそうとして生まれたのが、「特性（資質）理論

(Trait Theory）」です。

　英国の人類学者フランシス・ゴルトンは1869年、卓越した知性は遺伝するという趣旨の実証研究結果を、著書『Hereditary Genius（遺伝する天才）』にて発表しました[14]。ゴルトンは、人間の知性の多様性は正規分布すると想定し、知性の高い集団を7つ（A〜G）のグループに分解しました。正規分布のベルカーブが示すとおり、A・Gに進むほどその人数は減っていき、たとえばFグループに属する人間は、4,000人に約1人と算出しました。そしてゴルトンは、当時の著名人の中から、高い知性をもつと思われる500人を選出しました。

　当時の英国の人口は約200万人。200万人のうちの500人の比率は上記のFグループの比率と同等です。ゴルトンはこの集団を「**卓越した知性**」と定義しました。500人はさまざまな職種から選ばれたのですが、結果を見るとその多くが高等裁判所の裁判官であったため、彼ら裁判官の親族を主な対象として、彼らの親族の知性について広範な調査を行うことにしました。結果、高等裁判所裁判官の約4割が、親族に同レベルの「卓越した知性」をもっていることがわかったのです。9人に1人の裁判官が、他の裁判官の父か兄弟か息子であるという結果でした。さらに、裁判官からの親等が近いほど「卓越した知性」が生まれる確率は高まり、また裁判官本人の知性が高ければ高いほど、その親族により多くの「卓越した知性」が生まれるということがわかりました。このことから、「卓越した知性」は高い確率で遺伝する、後天的に獲得されるものではないと結論づけました[15]。

　また米国スタンフォード大学教授であった心理学者ルイス・ターマンは、リーダーと非リーダーを分ける資質は、すでに子ども時代に表出されていて確認できるという実証研究結果を発表しました。子どものリーダーシップを特徴づける資質として、「流暢な話し方や知性、情動性が低いこと、勇気、一貫性、高潔さと善良さ、活発さ」などを特定しました。**リーダーシップは子ども時代にすでに確認できる**、つまり後天的に獲得するというよりは、先天性が強く幼少時に表出する

という立場です。

こうした特性理論はしかし、のちにさまざまな立場から反論を受けることになりました。何よりも、リーダーシップや「卓越した知性」の発揮に影響を与える「環境要因」を完全に排除することが困難であるという反論は、今なお広く浸透しているものです。さらには、リーダーの特性（資質）を研究してもそれらはあまりに多様であり必ずしも収れんしない、つまり特性理論だけではあらゆるリーダーのリーダーシップを十分説明することができない、ゆえに、特性理論を科学的に実証するのは困難であろうという声が大きくなりました。

長きにわたった特性理論の優勢に終止符を打ったのが、米国の心理学者ラルフ・ストッグディルです。1948年、ストッグディルはそれまでの特性理論を覆す論文を発表しました。人はもって生まれた特性の組み合わせによってリーダーになるのではない。リーダーシップはあらゆる変数との相互作用（グループメンバーとの関係や、リーダー自身が積極的に仕事に取り組み成果を証明するなど）の中で形づくられるものであると提唱しました[16]。さらにストッグディルは1974年に、特性とリーダーシップ発揮の関係性はそれほど有意ではないとも発表しています[17]。かつて1930年代には特性理論を唱えていたストッグディルその人が、後年その特性理論の限界を認める格好となった事実は重いでしょう。

行動理論

そののち、オハイオ州立大学やミシガン大学、アイオワ大学の研究や、リーダーシップ開発の現場から提唱されたのが、「行動理論（Behavioral Theory）」です。端的に言うと、**リーダーはリーダーに生まれるのではなく、リーダーになる**のだという考え方です。つまり、リーダーシップは人との関わりの中で経験を経て成長するものであり、リーダーたらしめる「行動」がある。リーダーとしての「行動」を体

現していれば、それはリーダーであり、リーダーシップの有効性を決めるのは、生まれつきの特性というよりも、「行動」であるという「行動理論」の誕生です。時は折しも、第二次世界大戦後でした。さまざまな産業が勃興し、生まれつきの特性をもった卓越したリーダーだけに頼っていてはリーダーが足りない、復興が追いつかないといった社会的背景もこの理論を後押ししたのではないでしょうか。

　さて、行動理論については多くの研究が発表されましたが、中でも、のちにさらなる発展を続け、現在もしばしば引用される「マネジリアル・グリッドモデル」（ 図3 ）を取り上げたいと思います。1962年、米国のロバート・ブレークとジェーン・ムートンは、リーダーシップスタイルを、「**生産性と利益達成に対する関心**」と、「**人の気持ちや関係性に配慮する関心**」の2軸で整理し、下記5つのリーダー

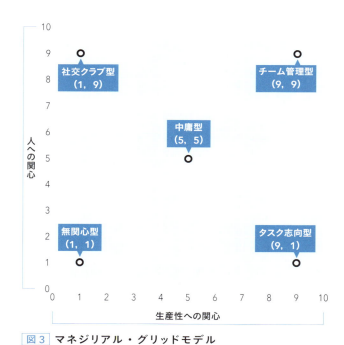

図3　**マネジリアル・グリッドモデル**
出典：Blake, R.R., Mouton, J.S., & Bidwell, A.C.: Managerial Grid, Advanced Management, Office Executive, 1(9), 12-15, 1962

シップスタイル、1 **社交クラブ型**、2 **無関心型**、3 **中庸型**、4 **タスク志向型**、5 **チーム管理型**を定義しました[18]。幅広い人脈形成に時間を投資したり部下一人ひとりの気持ちに丁寧に配慮することは良いことであると同時に、リーダーの本来の目的である「タスクを完遂して結果を出すこと」とのバランスが重要であるという考え方を明快に図示したモデルであり、現在でもリーダーシップ開発の場ではしばしば参照されています。

タスク完遂よりも、ときに過剰に人への関心が強いリーダーは、1 **社交クラブ型**と分類され、あまり効果的でないリーダーとされます。ぬるま湯的な職場に散見されるリーダー像でもあります。

逆に、競争が激しく結果を出し続けない限り生き残れない業界でしばしば遭遇するのが 4 **タスク志向型**です。タスク完遂への熱意と執着が強すぎるゆえに、その過程で部下や広い関係者の気持ちをおざなりにしてしまう、あるいはタスク完遂するためには部下や他者の気持ちを傷つけることをいとわないリーダー像です。

5 **チーム管理型**とは、長期的にチームのパフォーマンスを上げるのは当然ながら、人への関心も生産性への関心も両方が高い、非常に有効なスタイルです。

リーダーたるもの、**OR（二項対立）ではなく AND（二項動態）**が求められます。人への関心と生産性への関心、本来両立しにくいこの両者を一人格の中に共存できてこそリーダーであると解釈できるでしょう。

状況（条件）適合理論

では、リーダーとしての行動さえ体現すれば確実に良いリーダーになれるのかと言うと、そう簡単ではありません。ある状況下ではきわめて優れたリーダーが、他の状況下では必ずしも機能するとは限らないからです[19]。たとえば、米国海兵隊で有効とされる問答無用の指揮命令型のリーダーシップスタイルは、米国西海岸のテクノロジー系

スタートアップ企業で歓迎されるでしょうか。平時の経営を得意とする社長が、聖域なき企業再生が求められる場面で同様に活躍できるとは限らないでしょう。残念ながら、すべての状況に適合できる唯一絶対のリーダーシップスタイルは存在せず、**リーダーシップの発揮は状況に依存する**と言えます。このように、リーダーシップの有効性は状況依存性が高いという「状況（条件）適合理論（Contingency Theory）」が提唱されたのが1950〜1960年代です。

状況適合理論に基づく理論は複数ありますが、米国オハイオ州立大学やミシガン大学で教鞭を執った経営学者ロバート・ハウスが発表した「パス・ゴール理論（Path Goal Theory）」は、明快で実用性が高いでしょう[20]。まずハウスの言うところの「パス」はサッカーなどのパスではなく、「道筋」を意味する「path」です。そしてゴールは、部下の目標達成、ひいては集合体としてのチームの目標達成です。リーダーには、部下が目標を達成するための、さらにその先でチームが目標を達成するための道筋を示し支援を与える責任があるという考え方です。

ハウスは、「**環境要因**」と「**部下要因**」の2つの変数を示しました。「環境要因」とは、自社を取り巻く事業環境や内部環境、経営体制や組織文化を指します。「部下要因」とは、部下の経験や能力、自律性です。これら2つの状況変数に照らして、リーダーは自身のリーダーシップスタイルを適切に調整すべきだというのです。

この理論の肝は、リーダーの役割とは、部下が目標達成するよう支援することであり、そのために、環境要因や部下要因を鑑みて、自身にとって快適なスタイルに拘泥せず、総合的に最適なスタイルを選択して、部下の成功のために支援すべきであるという点です。

ハウスは、選択すべきリーダーシップスタイルとして4つの型、**1 指示型**、**2 達成志向型**、**3 参加型**、**4 支援型**を提示しました。

1 指示型とは文字どおり、何をすべきか逐一頻繁に指示を出すス

タイルです。部下が新卒、あるいはチームに参画して間もない状況であれば、この指示型が望ましいでしょう。

2 達成志向型とは、リーダーが常にチャレンジングな目標を設定し、さらに上へ上へと部下を引っ張り上げるスタイルです。馬の目の前にニンジンをぶら下げて、お尻をたたいて走らせる騎手といったスタイルのリーダーを思い浮かべてください。スタートアップ企業や、職種で言うならば、営業職などで見られがちなスタイルとも言えるでしょうか。

3 参加型のリーダーの特徴的なふるまいは、意思決定に際して、まずは部下の意見をじっくり聞き、その総意をまとめて結論とするというものです。ドイツ史上初の女性首相として16年を超える長期政権を率いたアンゲラ・メルケル氏が、まさにこの参加型リーダースタイルで政権を運営していたというのは欧州では広く知られた話です。

最後に **4 支援型**のリーダーは、自分は後ろに控え、部下にスポットライトを当てようとします。部下の動機の源泉や趣向をくむ形のマネージメントスタイルです。部下を支援し、部下が気持ちよく仕事をすることに尽力し、チーム全体のパフォーマンスを最大化する、褒めて育てるリーダー像です。

カリスマ・リーダーシップ理論

2度の石油危機があった1970年代、世界的に経済不況が深刻化しました。そんな環境下では、人は圧倒的に強いリーダーを求めてしまうものなのでしょうか、「カリスマ・リーダーシップ理論（Charismatic Leadership Theory）」が広がりました。

そもそも「カリスマ」とは何でしょうか。マックス・ウェーバーの

定義によると、カリスマとは、人間が備える資質の中で、それによってその他一般人とは一線を画すものであり、神から授かったような、超人的で、並外れた資質や、圧倒的に非凡な、神から与えられた才能（extraordinary gift）を指すそうです[7]。米国のロバート・ハウスはこれをさらにかみ砕き、「非常に強い自信、高い言語能力、パワーと影響力に対する強い渇望、自分の道徳的信念に対する強い確信」と表現しました[21]。

　カリスマ・リーダーシップ理論というと、一見、かつての偉人理論や特性（資質）理論に回帰したように見えるかもしれませんが、そうではありません。また、生まれつきカリスマをもつリーダーの属性について深掘りする理論でもありません。カリスマ・リーダーシップ理論の肝は、主語がリーダーではなく「部下視点」であること、そしてその結果生じる「カリスマ・リーダーと部下との関係性」こそが重要です。リーダーは自身のカリスマでリーダーになるのではなく、部下がリーダーをカリスマと認識して初めてカリスマ・リーダーになることができる。ゆえにリーダーはどんな行動をとれば部下からカリスマ・リーダーだと認識されるかという視点をもつべきだという趣旨です。

　ニューヨーク州立大学などで教鞭をとった組織心理学者ゲーリー・ユークルは、「公式な上司－部下関係にかかわらず、部下がリーダーを、継続的に導き刺激し鼓舞してくれると認識したならば」そのリーダーはすなわちカリスマ・リーダーだとしました。そして、カリスマ・リーダーと部下の関係性について、部下はカリスマ・リーダーに対して「自分の利益をチームや組織のために変換することができ、ミッションのために自己犠牲を惜しまず、リーダーへの強い精神的な愛着をもち、リーダーの価値観や目標に同化しコミットする」[22]のです。さらに「カリスマ・リーダーのふるまいや感情や認識を模範として真似するようになる」[23]のです。カリスマ・リーダーシップとはこのように、部下の反応によって定義されます。

変革型リーダーシップ理論

その後1980年代に提唱されたのが、「変革型リーダーシップ理論(Transformational Leadership Theory)」です。経済の低迷が続き、市場の複雑性が増し、変化の激しい環境下で求められたのが、「組織の変革を実現するビジョンをもつリーダー」でした。

この「変革型」リーダーシップという表現を最初に世に知らしめたのは、米国メリーランド大学などで教鞭を執った政治学者でありピューリッツァー賞も受賞した歴史家でもあるジェームス・マクレガー・バーンズです。バーンズは1978年、リーダーシップには「**取引的な**(transactional)」リーダーシップと、「**変革をもたらす**(transformational)」リーダーシップの2つがあるとしました[24)]。

「**取引的なリーダーシップ**」を理解するには、政治家や経営者を例にとるとわかりやすいかと思います。政治家は、究極的には一票を投じてもらうために活動しているという側面は否めないでしょう。また経営者は、高い生産性を挙げる社員には高い報酬を支払いますが、生産性を発揮できない社員には高い報酬を支払わないですよね。リーダーシップとは、つまるところは、ギブ・アンド・テイク(取引関係)に過ぎないというわけです。

しかし研究が進むにつれ、取引的なリーダーシップの限界が指摘され始めました。リーダーシップを、部下の目の前にニンジンをぶら下げて従わせるか、従わなければ罰するかという取引関係に限定するならば、部下は常にみじめな感情をもち続けなければなりません。そこで対照的な概念として誕生したのが、「**変革型リーダーシップ**」です。部下の自尊心を尊重し、部下がもともと想定していた以上の並外れた成果を達成できるように鼓舞し続け、その過程において自分自身のリーダーシップも成長させるアプローチを説いています。

変革型リーダーシップを実現するには、4つの構成要素があると言われています。すなわち、**1 理想化された影響**、**2 動機の鼓舞**、**3**

知的刺激、**4** **個人への配慮**です[25]。

　1 **理想化された影響**とは、変革型リーダーが部下のロールモデルとなり部下に理想化された影響を与えることです。具体的なリーダーの行動としては、障害があっても乗り越えられると部下を鼓舞し安心させる、リスクをとることを恐れない、高い倫理規範に沿った行動をとる、というものです。

　2 **動機の鼓舞**とは、変革型リーダーが将来のビジョンをわかりやすく説明し、部下の仕事に意味づけを行い、部下が自ら目的を達成するよう導くことを指します。

　3 **知的刺激**とは、変革型リーダーが創造性をもって問題解決にあたり、多くの質問をすることで実現されます。

　4 **個人への配慮**とは、変革型リーダーが部下一人ひとりの成長への欲求やニーズをくみとり積極的にコーチとして対応することを指します。部下を「駒」として扱うのではなく、対等な一人の人間として接するのです。

　ちなみに、米国ハーバード・ビジネス・スクールの経営学者ジョン・コッターは、「リーダーシップには、カリスマ性など個人の資質は関係ない」と明確な立場をとったうえで、変革型リーダーシップを、「ビジョンを達成するために、動機づけ、人間の欲求や価値観、感性など、根源的だがあまり表に出てこない要素に訴えかけることで、変革を阻む大きな障害があろうと、皆を正しい方向へ導き続けるスタイル」と定義しました[26]。

本物の（オーセンティック）リーダーシップ理論

2000年代に入り企業は、利益の最大化を追求するだけではなく、より社会的な存在として、地球環境の保全を始めとする社会への貢献が明確に期待されるようになりました。社会的な役割を果たすことなしには尊敬されないという時代に入ったと言っても過言ではないでしょう。時は折しも September 11 でテロリズムの恐怖が増し、株価は乱高下、経済不安が続く中、実業界では企業倫理の崩壊を示すような不正・不祥事が増えた時代です。

こうした世界情勢に呼応するように生まれたのが、ポジティブ心理学に端を発する「本物の（オーセンティック）リーダーシップ理論（Authentic Leadership Theory）」です[27]。歴史を振り返っても、つらい時代には常にそんな状況に打ち勝つような強いリーダーシップ理論が生まれてきました。ワールドコム事件やエンロン事件後に発表されたのは、リーダーのモラルや倫理的な責任に焦点を当てた「本物の」リーダーシップ理論だったのです。本物の（オーセンティック）リーダーシップ理論は、発表後まもなく大きな支持を獲得し、今もなお研究者のみならず実務家からも支持され続けている理論です。

さて、ネブラスカ大学リンカーン校の経営学者フレッド・ルーサンらは、「本物のリーダー」を次のように定義しました。「自信があり希望にあふれ、楽観的で、粘り強く、透明性が高く、倫理感が強く、未来志向で、部下がリーダーに成長することを優先する。自分に正直である。本物のリーダーはくどくどと部下に説明したり説得したりするのではなく、リーダーの価値観や信念、行動を目の当たりにした部下たちが、自然に成長するものである」[28]。

集合天才理論

ハーバード・ビジネス・スクールの経営学者リンダ・ヒルが2014

年に発表した「集合天才理論（Collective Genius Leadership Theory）」は、イノベーションを導くリーダーシップを説いたものです[29]。この集合天才理論の意義は、下記3点に集約できると思います。

　第1に、これまでそれぞれ独立して研究されてきたイノベーションとリーダーシップというテーマを結びつけて、継続的にイノベーションを起こし続ける組織を築き、率いるうえでのリーダーの役割を明確に定義した点です。

　第2に、これまでの理論がいずれも「一人のリーダー」に着目してきたのに対して、集合天才理論では、主語が「リーダーと複数の天才たち」に置き換わっています。今や一人のワンマン経営者が強権で率いる時代ではなくなりましたよね。こうした現代の趨勢や要請に適切に、かつ巧みに応えている点も見逃せません。リーダーシップ理論は、学術界に閉じて存在するのではなく、時代とともに生きていることが確認できます。

　第3に、机上のリーダーシップ理論から一歩踏み込み、現実的な難所を「6つのパラドックス」という構造で示し、より「実践的な」理論に昇華させている点も広く活用されているゆえんでしょう。

　ヒルは、現代のイノベーションは一人の天才からは生まれない、複数の才能あふれる天才が集まって初めて実現すると論じています。ゆえに、イノベーションを導くリーダーは、自分を凌駕するほどの天才を惹きつけ続ける必要があるのです。たとえば、大成功している若きスタートアップ企業の経営陣を思い出してみてください。天才的な創業者が孤軍奮闘する時代は終わり、今はそうした創業者の横に、彼あるいは彼女に惹きつけられた優秀なCTO（最高技術責任者）、CFO（最高財務責任者）、CMO（最高マーケティング責任者）、CHRO（最高人事責任者）などが対等にそろい踏みしていることにお気づきでしょうか。まさに「集合天才」を体現している経営陣、しばしば見られる風景ですよね。

　しかしながら、そんな天才たちが集まるだけでは、必ずしもイノベーションは起きません。個性あふれる、尖った天才たちが刺激し合

い、生産的に協働（コラボレーション）して1＋1が100にも1000にもなって初めて、これまでになかったイノベーションは実現するのです。この協働を導く能力こそがリーダーには必須です。

　また、どんなイノベーションも最初は駄作であり、長期にわたる試行錯誤が欠かせないものです。心折れることなくチャレンジし続け、互いにフィードバックし合い改善し続けるプロセスこそが必須要件なのです。失敗するかもしれないチャレンジこそイノベーションにつながります。逆に言うと、**絶対失敗しないチャレンジなどは、そもそも本当のチャレンジではない**のです。真のイノベーションを志向して、勇気ある実験的な試み、トライ・アンド・エラーを繰り返すことの先にしか、イノベーションはない。ゆえに、この実験学習を導くことがリーダーの必須要件であるというわけです。

　さらに、チーム内の摩擦に際しては、メンバーたちのアイデアを上手に統合させることも重要です。リーダーが鶴の一声で決めるのでも、誰か一人のアイデアに妥協するのでもなく、複数の案を組み合わせてより良い新たな案をもって解決することができればベストですよね。

　集合天才を実現するリーダーの必須要件は、まず多彩な天才を惹きつけること、彼ら天才たちが協働（コラボレーション）する環境をつくること、実験学習を基本動作とすること、そして常に統合的な決定や問題解決を行うことのようです。

第2章

倫理的なリーダーシップ

　以降の章では、世界中で提唱されている数多のリーダーシップ理論の中から、特に、現代のリーダーにとって関連性が高い4つのテーマを取り上げてご紹介します。ぜひ、ご自身が所属されている組織にとって今後必要なリーダーシップは何か、という視点から読んでいただき、さらには皆さまご自身の職場でのリーダーとしての在り方やふるまいについて、今一度考える契機としていただければ嬉しく思います。

新啓蒙会議

　2019年7月、あの「見えざる手」を唱えた英国の経済学者・哲学者アダム・スミスの英国エジンバラ近郊の旧宅で、歴史的な意義を持つ会議が開催されました。「新啓蒙会議」と銘打たれたこの会議は、「これからの資本主義と世界の秩序をいかに再構築するか」という壮大なテーマについて、世界中から集った著名な学者や経営者らが喧々諤々の議論をし、2日目の最後には全体で宣言を発表するという、主催者らの並々ならぬ意欲を感じる会合でした。日本からは、一橋大学の野中郁次郎名誉教授が参加されました[30]。

株主価値最大化への懸念

会議冒頭にはまず、過去への反省が語られました。「過去数十年間、企業は株主価値の最大化に関心を向けてきた結果、従業員は使い捨てられ仕事の尊厳を奪われ単なる人的資源として扱われてきた面がある」。そしてまた、「現在においても顧客第一主義は本当に徹底されているだろうか」といった問題提起が行われたのです。

翻ってアダム・スミスは、たしかに「見えざる手」が社会を豊かにすると論じましたが、同時に、利益創出と他者（顧客・従業員）への共感を両立させることの重要性（資本主義の道徳論）を繰り返し唱えていたことを我々は忘れてはいないだろうか、といった踏み込んだ議論が続きました。さらに、企業が株主価値の最大化だけを追い求めるならば、実は長期的には、株主価値の棄損につながりかねない事態に陥るのだという意見も多くありました。多くの経営学者と経営者が参加する中で、株主価値最大化への過剰な傾倒に明確に異議が唱えられたという事実は重く、新しいものでした。

2019年当時、まだコンサルティングの仕事をしながら経営学の博士後期課程に在籍していた私は、アカデミアとビジネスのリアルが、ある種の総意としていよいよ収れんするような感覚をもったことを今でもよく覚えています。

「倫理」が明示的に重視される時代への転換

会議の最後にとりまとめられた「パンミュア・ハウス宣言」は、次のような提言となりました。「これからのグローバルリーダーは、**方針や意思決定の基礎を倫理に置き**、民主主義のシステムや秩序、コミュニティの幸福を守ることへの**倫理的なコミットメント（約束）を重視**し、すべての人びとに成長と繁栄をもたらすための公的・私的な投資について長期的な視野をもって臨むべきである」。実際のとこ

ろ、売上至上主義や株主価値至上主義に傾いた時代は世界各地でありましたし、今でも続いている側面がありますが、その結果もたらされたさまざまな弊害（企業不祥事や環境汚染、従業員の搾取など）からの教訓を得て、ようやく明確に「倫理」に礎を置く経営、そしてリーダーのあるべき姿が、アカデミアとビジネスの総意として宣言されるに至ったのです[30]。

　さて本章で皆さまと一緒に考えていきたいのが、まさにこの「倫理」を礎に置くリーダーシップ、「倫理的リーダーシップ（Ethical Leadership）」の在り方です。具体的な理論を整理する前に、まずは、実例から見ていきたいと思います。少し時代は遡りますが、1980年代に、この倫理的リーダーシップを理解するうえで、いかにも象徴的な事件が起きました。1982年に米国で起きたタイレノール事件です。まずは概要を振り返っていきましょう。

タイレノール事件[31][32][33]

　皆さまご存じのタイレノール（Tylenol）®は、特に米国では多くの家庭で常備薬として普及している解熱鎮痛薬です。空腹時でも飲める副作用の小さい痛み止めといった認知が広まり、「世界で最も売れている大衆薬」とも表現されていたようです。数字を見てみると、1981年当時、タイレノールの市場シェアは同カテゴリの中で35％を占め、競合を大きく引き離して独走中でした。ジョンソン・エンド・ジョンソン（Johnson & Johnson）社の売上全体に占めるタイレノールの売上比率は8％で、当時のタイレノールは文字どおり、同社の看板商品だったのです。

　ところが、このタイレノールを巡り、大変痛ましい事件が起きました。1982年9月29日、米国シカゴ近郊で、強力タイレノール（Extra-Strength Tylenol）を服用した12歳の女の子が、カプセルに混入して

いたシアン化合物によって亡くなったのです。悲劇は止まらず、結果として同じシカゴ近郊、シカゴ市内で5人、イリノイ州の女性2人が亡くなり、計7人が強力タイレノール服用後に命を落とす大惨事となりました。

消費者の命を守る危機対応

　この緊急事態に際し、当時のジョンソン・エンド・ジョンソン社のジェームス・バークCEOが、何を考え、どんな決断をし、どのように行動したのかを見てみましょう。

　最初の悲劇があった29日の翌日、バークは緊急経営会議を開き、自分含め経営陣が一丸となり前面に立ってこの危機に対処することを決めました。この時点では、まだ第三者による犯行なのか、生産過程で生じさせてしまった問題なのか、原因が正確には特定できない状況でした。

　そんな中、バークがとった最初のアクションは、タイレノールの生産・販売の即時停止と、米国31州での該当ロットのタイレノール自主回収です。そしてバーク自ら記者会見を開き、「タイレノールを絶対服用しないように」というメッセージを発信しました。万一にもさらなる被害が出ないように、事件の翌日にはホットラインを設置してあらゆる問い合わせに回答し、関連する病院や取引先約45万件に服用停止警告を送りました。

　さらにメディア対応です。全米津々浦々の消費者に情報が迅速に届くように、テレビや新聞の一面広告でもタイレノールの即時服用停止を訴え、情報を包み隠さず発信し続け、メディアからの厳しい追及やあらゆる問い合わせに対応し続けました。

　しかしながら、事態がなかなか収束せず、もはやこれは一企業の危機の枠を超えた国家案件という位置づけになります。急遽ワシントンD.C.に飛んだバークは、連邦捜査局（FBI；Federal Bureau Investigation）と

米国食品医薬品局（FDA；Food and Drug Administration）に説明し、対応について協議しました。両当局は当初、実は、全米でのリコールまでは必要ないという立場でした。しかし、カリフォルニア州で異物が混入したタイレノールが発見されたことを受けたバークは、その翌10月6日に、全米を対象にしたタイレノールの全商品回収と廃棄を決めました。一連の回収費用は約1億ドル以上だったと言われています。

　製薬企業としてあるべきは、何よりも消費者の命を守ることが第一であり、自社が被る金銭的な負担や会社名の失墜などは度外視し、最良の策をもって危機対応を行うという、当然と言えば当然のことですが、でもそれらをただちに決定し実行したバークの功績は大きいと思います。

　この話はここで終わりません。バークは、全米でのタイレノール回収を決めた5日後にはすでに、タイレノールの再生戦略に舵を切りました。危険物や異物の混入を防ぐ「三層密封構造」と呼ばれる特殊な形状を持った、新パッケージの開発をスタートしました。この新パッケージの開発と導入には、当然さらなる追加コストがかかるわけですが、消費者の安全確保のためには背に腹は代えられないという大英断でした。当時開発されたパッケージは、現在も業界標準として定着しています。

　そして全回収からわずか3週間後、薬局の棚にタイレノールは帰ってきたのです。販売再開の数日前には、あらかじめ、前述の服用停止警告をお願いした医師たち宛てに、一連の経緯と会社の対応策について記した手紙が送られていました。企業のトップとしては、消費者の命を守る責任と同時に、従業員の生活を守る責任も負います。後者については、再度タイレノールへの消費者からの信頼を取り戻し、また買ってもらうしかありません。この点についてもバークは、類まれなアイデアと決断と実行力により、驚きのスピードで実現したというわけです。

倫理に基づく誠実な対応への評価

　さて、これら一連のジョンソン・エンド・ジョンソン社の対応について、消費者はどんな反応をしたのでしょうか。昨今の、コンプライアンスに非常に厳しい時代であれば、もしかしたら状況は違ったかもしれません。ですが、当時の消費者は、誠実で、迅速で、何よりも「消費者の安全ファースト」な同社の対応を目の当たりにし、悲劇を起こした責任を問う声よりも、その危機管理対応（クライシス・マネジメント）を称賛する声が上回ったそうです。好意的な反応が多かった結果、事件後間もなく、タイレノールは、事件前の35％を上回る、なんと55％の市場シェアを取り戻したという話です。

　のちにバークが話していますが、実は事件当時の同社には、いわゆる「緊急事態対応マニュアル」のようなものは用意されていなかったそうです。にもかかわらず、まさに倫理を礎にしたリーダーシップをただちに発揮できた背景には何があったのでしょうか。

　おそらく、バーク本人の確かな倫理感によるところが大きかったと思いますが、加えて同社の「我が信条（Our Credo）」の存在も大きかったように思います。末端の社員にまで徹底されていた、何よりも消費者の命を守ることを約束する理念と倫理規定が、バークの危機に際しての意思決定において、大きく背中を押した面はあるのではないかと推察します。

倫理的なリーダーシップ理論[34]

　「**リーダーたるもの倫理的であれ**」という議論自体は、決して新しいものではなく、太古の時代から繰り返し哲学者の命題の一つとして議論されてきましたし、多くのリーダーたちが倫理を礎に組織を率いてきたと思います。しかしながら、社会科学の領域で、中でもリー

ダーシップ理論の一つとして定義され実証研究が積み上げられてきたのは21世紀に入ってから、2000年代前半となります。

「倫理的なリーダーシップ理論（Ethical Leadership Theory）」が注目を浴びた最大のきっかけは、2001年に発覚したエンロン事件でした。その後も、ビジネスのみならず、政治、スポーツ、宗教団体などさまざまな世界で倫理が失われる出来事が続く中で、「リーダーに一体何が起きているのか、今一度倫理（ethics）に立ち戻ろう」という声が、特に実務家らから沸き起こってきました。この要請の大きさを表すように、米国当局は、その連邦量刑ガイドライン（United States Federal Sentencing Guidelines）の中で、「倫理的なリーダーシップ（Ethical Leadership）」を特に取り上げてその重要性を説くという事態に至りました。

倫理的なリーダーシップの定義

まずは定義から確認しましょう。倫理的なリーダーシップとは「（そもそも）**人間として道徳的で高潔であり、他者や広い社会に配慮し、他者に対してフェアで正直であり、常に規範的に適切な行動をとる**」というものです。多少乱暴な対比ですが、倫理的なリーダーシップは、「マキャベリアニズム（Machiavellianism）[注2]」の対極の概念とも言われています。マキャベリアニズムとは、自らの目的を達成するためには手段を問わない、他者を欺くこともいとわない権謀術策を駆使するリーダー像を指しますが、これとは真逆の考え方・リーダー像が倫理的なリーダーシップであるということです。複数の実証研究においても、マキャベリアニズムと倫理的なリーダーシップは逆相関すると結論づけられています。

注2　日本語表記では、原語に照らすと正しくない「マキャベリズム」が使われることが多いが、本来は英語表記Machiavellianismにみられる「マキャベリアニズム」が標準的な表記である。

倫理的なリーダーの3つの特徴

　もう少し具体的に解像度を上げて理解したいですよね。一体、そうした「倫理的なリーダー（Ethical Leader）」には、どのような特徴があるのでしょうか。2000年代前半に行われたさまざまな研究は、以下の3つの顕著な特徴を示しました。

　まず倫理的なリーダーの人格特性としては、「正直でフェア、信念に基づいたバランス感覚のある意思決定を行う、周囲の人間や広い社会全体に配慮があり、プライベートでも職場でもこれらの特性が変わらない」といった、人間としての高潔さに収れんするようです。つまり、職場でだけ倫理的にふるまうけれど、プライベートでは違うというものではないのです。

　重要な2つめの特徴は、倫理的なリーダーは自己完結せず、積極的に頻繁に部下と倫理的なリーダーシップの在り方や価値観などについて会話し、意志をもって範を示し、部下や同僚も同様に倫理的であるように強力に導く点です。言い換えると、倫理的なリーダーシップとは、日々難しい選択を求められながら奮闘しているリーダーたちにとって、特にそれ（倫理）を意識することなく無意識に過ごしながら発揮できるようなものではないのです。職業人としての自分ではなく、全人格としての自分の根源的な価値観として倫理を礎にして生きること、倫理的なリーダーシップを体現することに強い意志があって初めて、周囲から認識されるレベルの倫理的なリーダーに至るのだと私は理解しています。そうであるならば、自分だけがそうであっても組織全体の力にはつながらないわけで、論理的な帰結として、前のめりで部下や同僚にも啓蒙する行動につながるのではないでしょうか。

　さらに言うと、幸運にも周囲に、自分と距離の近いロールモデルとして倫理的なリーダーが存在していた人は、自分自身も同様に倫理的なリーダーになる確度が高いようです。ただし留意すべきは、ロール

モデルである倫理的なリーダーと自分の距離が近いことが条件だということです。たとえば、院長が倫理的なリーダーであっても、自分が一医師や一看護師である場合、院長と自分の距離はやはり遠いですよね。そうすると、院長の倫理的なリーダーシップが<u>自動的に</u>引き継がれるわけではありません。しかしたとえば、今看護師長をされているあなたが倫理的なリーダーシップを日々体現されるならば、優秀な直属の看護師たちは、高い確率でそれを受け継ぐことができるため、非常に効果的に組織全体の倫理観が強化されうるということになります。

「倫理的なリーダーシップ」と聞くと、謙虚な皆さまはつい、何か遠くの、自分とはかけ離れたリーダー像をイメージされるかもしれません。しかし実は、組織のトップは当然ながら、組織の中間管理職に当たるリーダー一人ひとりがこれを意識的に体現し身近な直属の部下に伝えていくならば、効果的に組織全体を変えることができます。

第3章

ナルシシスティック・リーダーシップ

これまではいずれも、望ましいリーダーシップの在り方をご紹介してきたわけですが、本章では初めて、その逆の、望ましくない、つまり「避けたい」リーダーシップについて紹介していきたいと思います。

ダーク・トライアド

避けたいリーダーのスタイルにもさまざまあります。たとえば心理学において、リスクの高い3つのパーソナリティを表す総称として用いられる、「**ダーク・トライアド**（Dark Triad）」という概念があります。

カナダのブリティッシュ・コロンビア大学の心理学者デルロイ・パウルスらが提唱したダーク・トライアドは、「**ナルシシズム**（Narcissism）[註3]」「**マキャベリアニズム**」「**サイコパシー**（Psychopathy）」の3つで構成されています[35]。これら3つのパーソナリティは、邪悪で、違法行為に手を染めたり、周囲を苦しめ害悪をもたらしたりするリスクがあり、特にこれらの特性をもつ人が組織のトップになると、その傾向がより顕著に表出すると言われています。組織を率いるリーダーのダーク・トライアドは、直属の部下のみならず部下の部下へも悪影

[註3] 日本語表記では、原語に照らすと正しくない「ナルシズム」が使われることが多いが、本来は英語表記 Narcissism にみられる「ナルシシズム」が標準的な表記である。

響をもたらし、ひいては組織全体を疲弊させ、業績へのマイナスの影響も認められています。ゆえにリーダー候補者については、これらのリスクの有無やその程度をあらかじめ確認することが肝要でしょう。

リーダーのリスクについては、かの古典『君主論』が、マキャベリアニズム的リーダーのリスクについて詳細に論じました。その後もさまざまな視点から、リーダーのリスクについての研究は進んだものの、それ自体が慎重に扱うべき個人情報であるため情報が収集されにくく、収集されたとしてもその詳細が開示されにくいため、実証研究が積み上がりにくい難しさがあります。

そんな中、昨今、活発に後続研究が発表され、世界最大の米国経営学会（Academy of Management）でも単独のセッションが複数開催されるほど注目を浴びているのが、「ナルシシティック・リーダーシップ（Narcissistic Leadership）」です。

なぜ今これほど注目を浴びているのかについて考えてみると、第一に、そもそもリーダーに占めるナルシスト[註4]比率が（非リーダー集団のそれよりも）高いことがあります。ナルシストは、強烈な自尊心を背景に、権力や影響力を求める傾向が強く、それらを最大限に行使できる社会的地位の高い役職を強く欲するため、国・公的機関・民間企業・軍隊などさまざまな組織のトップには、ナルシシスティック・リーダーが存在します。また近年、不祥事や法令違反を起こすリーダーの資質が厳しく問われる文脈において、彼らのナルシシズム傾向を指摘する議論が、以前ほどタブー視されずに行われるようになったことも背景にあるかと思います。

[註4] 本来は「ナルシシスト」が標準的な表記であるが、日本においてはオランダ語のNarcist（ナルシスト）という表現がすでに広く浸透していることから、本書でも「ナルシスト」とする。

ナルシシズム

さてナルシシズムの起源ですが、ギリシャ神話に登場するナルキッソスに由来しています。美少年であったナルキッソスは、水面に映る自分に恋をしてしまい、そこから片時も離れられずに痩せ細った挙げ句に亡くなってしまいました。オーストリアの精神分析学者ジークムント・フロイトが、この逸話をもとに命名したのが、事の起こりのようです。

ナルシシズムの5つの特性 [36]

フロイトはナルシシズムについて、「他者から感情面で孤立し、他者に共感せず、他者を信用しない」と論じました[37]。また、米国精神医学会（American Psychiatric Association）の定義によると、ナルシシズムとは、**1 大言壮語、2 注目されたい欲求、3 非現実的に高い自己評価、4 ポジティブなセルフイメージ（自己像）を常に強化し続けるために自己規制・自己抑制をいとわない性質、5 他者への意識の圧倒的な欠如**などが組み合わさった人格特性とされています[38]。

1 大言壮語とは、自己中心的で自分は他者より優れているという信念に基づき、到底実現不可能なことを大げさかつ自信満々に言うけれども、実行が伴わないことを指します。

またナルシストは、周囲から **2 注目されたい欲求**が強いわけですが、そのためには多大な努力を惜しまず、実体ではない良いセルフイメージ（自己像）を維持しようと努力し続けるようです。その結果、さらに自己評価が高まるというサイクルを繰り返すため、**3 非現実的に高い自己評価**をもつに至るのです。

また、上記の **4 ポジティブなセルフイメージ（自己像）を常に強化し続けるために自己規制・自己抑制をいとわない性質**をもち、スト

イックに自分を規制したり抑制したりすることができるというのもナルシストの顕著な特徴のようです。自分についての良いイメージを維持したいという強烈な欲求から、他者からの評価と称賛を常に必要とし、自分を社会的に高揚させる機会を追求し続ける傾向が強いようです。

　最後に、**5 他者への意識の圧倒的な欠如**ゆえに、他者に共感しにくく、自分の利益のためであれば、罪悪感なく他者から搾取することができるようです。ナルシシズム傾向の強い人は、誰よりも自分が大切で、関心の対象も自分自身であり、他者に対して優越感をもち、自分だけは例外的な特別対応がほしい、そんな特性をもつようです[39)40)]。

社会におけるナルシシズムの捉え方の変遷

　当然ながら、こうしたナルシシズムは、人として理想的な在り方とは受けとり難く、過去には長らく、心の病・精神疾患として扱われてきた時代があります。精神医学の観点からは、この基本的立場は現在も大きくは変わらないかもしれません。他方で1980年以降、ナルシシズムを精神疾患というよりは、「**パーソナリティ（性格）の一つの型**」として扱うパーソナリティ理論派が台頭しました[41)]。彼らによると、ナルシシズムは、遺伝的要素と幼少時の両親との関係の組み合わせによって形成されるようです。ただし現在では、ナルシシズムは他の資質よりも変わりにくく生涯継続しやすいものの、成人以降の強烈な人生経験や周囲からの刺激によって変化する可能性があるという説が多数派のようです[42)43)]。

　いずれにせよ、こうしてナルシシズムが「病気」というよりも一つの「性格」と整理されてから、ナルシストについても深刻にタブー視するのではなく、広く率直に議論する素地ができたように思います。今や友人や同僚の間で、「〇〇さんはナルシストだから！」「〇〇君こ

そナルシストでしょ！」といったたわいない会話にも登場する概念になっていますよね。

　ただし、リーダーシップという文脈において、つまり、ナルシシスティック・リーダーが組織全体にもたらす影響について考えると、事態はより深刻な様相を呈します。具体的には、次の3つの問いについて一緒に見ていきましょう。「ナルシシスティック・リーダーは、具体的にどんなリスク行動をとるのか」「彼らが組織全体に与えうる損害リスクとは何か」「周囲の人間や組織は、ナルシシスティック・リーダーにどのように対処すべきなのか」の3点です。以下、一つひとつ見ていきましょう。

ナルシシスティック・リーダーのリスク行動

　ナルシストに共通する顕著な特徴として、それをあからさまに見せるか見せないかには程度の差があるものの、内面では過剰な自信に満ちあふれているという点があります。そしてその自信や自分が描いているセルフイメージが、万一他者から否定されたり脅かされたりすると、極端な怒りや攻撃性を発揮するようです。周囲の人間からすると、ナルシシスティック・リーダーが一体何に対して何の理由で激高するかわからず、感情の起伏が予測できないリスクを伴うのです。ゆえにナルシシスティック・リーダーの周囲（部下や同僚）は、リーダーの感情の波に翻弄され、びくびくしながら過ごすことになり、疲弊し、優秀な人ほど離脱していきやすいリスクがあります[44]。

　またナルシシスティック・リーダーの職場での行動特性として、他者（同僚・部下・ステークホルダー）を支配し、自分が関わる意思決定を思うがままにコントロールしようとする傾向が強いようです。フォロワー気質の人間にとって、これ自体はそれほどクリティカルな問題ではないかもしれませんが、一方、独立心旺盛で優秀な人間がこうした

リーダーに適応できる時間は限られるかもしれません。

　さらに最も直接的なリスク行動として、ナルシシスティック・リーダーは、リスクの高い戦略を推し進めがちであるという点があります。周囲や社会に認められたい強い欲求から、世間から注目を浴びることが想定されるリスクの高い戦略、たとえばリスクを伴う企業買収や資金調達を前のめりに手がけがちだということです[45)46)]。

　また、ナルシシスティック・リーダーは、カリスマ的な魅力を備える人も実は多いため、取締役会の議論を巧みに誘導し支配する能力に長け、関係者の合意をとりつけることも得意です。演説やプレゼンテーション能力が高いのもナルシシスティック・リーダーに共通する特徴です。結果、リスクを伴う企業買収や資金調達についても、巧みに取締役会の承認を得て、素早く積極的に仕掛けるというわけですね。

　ただ難しいのは、これは、失敗すればリーダーのリスク行動ですが、成功すれば大きな功績になります。大胆な意思決定やスピード感が求められる新商品の開発や非連続な技術革新、新規市場の開拓や国際化においては、ナルシシスティック・リーダーのほうがそうでないリーダーよりも優れた結果を出すという研究結果もあります[47)48)]。つまり、諸刃の剣と言えそうです。

ナルシシスティック・リーダーが組織全体に与えうる損害リスク

　次に、ナルシシスティック・リーダーがもたらしうる最大の懸念、特に組織全体に与えうる損害リスクについて考えていきましょう。それはずばり、非倫理的な行動や法律違反です。もちろん、ナルシシスティック・リーダー全員が違法行動に手を染めるということではありません。ただし、ナルシシスティック・リーダーと各種の不祥事（特に会計不正、脱税、詐欺、部下へのいじめ、セクシュアル・ハラスメントなど）は統計的に有意な正の関係であると結論づけた実証研究は多々あります[49)50)]。

組織のトップによる不祥事が発覚したとなれば、最悪の場合、企業は上場廃止や廃業に追い込まれかねません。ナルシシスティック・リーダーを放置した場合に考えられる最大のリスクとして、リーダー自身の不祥事が起こりうることは、認識しておく必要があるでしょう。

エリザベス・ホームズの事例

　直近の米国の事例を見てみましょう。「数滴の血液採取で、あらゆる病気の検査が安価にできる」というふれ込みで、一時は時価総額 1 兆円近くを達成した医療ベンチャー企業のセラノス（Theranos）社については、ご存じの方も多いと思います。しかし、2022 年末に事態は一転し、同社の元創業者兼 CEO のエリザベス・ホームズは、複数の詐欺罪で禁固 11 年 3 か月の判決を受けています。

　ホームズは、アップル（Apple）社の元共同創業者兼 CEO のスティーブ・ジョブスを模してか、いつも黒のタートルネックセーターに身を包み、著名な投資家や政府高官から支援を受け、大規模な資金調達を次々とまとめ、その若く美しい容貌も相まって、時代の寵児となりました。ただ、彼女の言動に注目してみると、有能なビジョナリー・リーダーに見える表面と、その裏に潜むナルシシスティック・リーダーの特性が同時に見えてきます。彼女のナルシシズムを表す言動については、複数の心理学者らがすでに指摘しているところですが、いくつか事例を見てみましょう。

　まず彼女の有名な発言として、「技術革新においては漸進的な変化は必要ありません。国籍も年齢も性別も関係なくあらゆる人の役に立つ、これまでにないまったく新しい技術を、私は創造したいのです」というものがありました。これが真実で、その後に実現できていたならば、まさにビジョナリーで、変革型リーダーの宣言になるところですが、世界中の患者や投資家、ステークホルダーに対する重い詐欺罪が確定した今となると、ナルシストが発する大言壮語とも解釈できる

でしょう。

　また同社の急拡大を牽引した一要素として、著名な投資家や政府高官が続々と支援者となった点は見逃せません。彼らは、ホームズのビジョンや戦略のみならず、彼女のリーダーとしての才に投資したはずです。前述のとおり、ナルシシスティック・リーダーは、有識者を巧みに誘導し合意をとりつけることに優れ、演説やプレゼンテーションなど言葉の力で人を惹きつけることを得意とし、カリスマ的な魅力を備える人物も多いようです。彼女のナルシシズム的要素が、強力な支援者獲得においては大きな役割を担ったように見受けられます。

　また、判決が確定した後も1年以上、彼女は、あらゆる手法を駆使して実刑判決を遅らせました。誇大な自信と意図的につくったポジティブなセルフイメージを何としても維持し続けるナルシストの特性が見てとれます。

ナルシシスティック・リーダーの評価

　このように、ナルシシスティック・リーダーは、技術革新や新規市場の開拓、国際化という領域においては、むしろ大きく貢献するというポジティブな面もある一方で、深刻なリスク行動を伴い、場合によっては法律違反を犯し組織クラッシャーとなりうるリスクもあることをご理解いただけたでしょうか。

　したがって、たとえば、組織のトップや大組織のリーダーを選抜、指名する際には、候補者の強みだけではなく、組織の危機管理という視点から、リスクも丁寧に確認し、慎重な判断を行うべきだと考えます。業績だけではなく、心理学的、組織行動学的な見地から、ナルシシズムの程度や、個別の状況をふまえたリスクの大小などを、総合的に検討する必要があるということです。そして万一、短期的なプラスを上回る長期的なリスクが想定される場合には、勇気をもって別の候

補者を優先することが、組織にとってのリスクヘッジになると思います。

　という話をすると、次の問いとして、組織のトップやリーダーの選抜評価の現場で、つまり、精神科医の診断が通常は介在しない中で、どうやって候補者のナルシシズムを正確に確認するのか、と疑問をもたれる方も多いと思います。

　こうした問いに応える目的もあり、欧米の大企業で社長指名を行う際には、その評価者チームに、ビジネス側の評価者に加えて、最低1人の心理学、あるいは組織心理学の博士を含むのが通例です。彼ら心理の専門家の役割は、候補者の心理検査結果を分析する、分析結果からの仮説を持って面談に同席し仮説を検証する、候補者の心理面について総合的に評価する、候補者のさまざまなリスク（潜在リスク含め）の程度について助言する、といった心理学の観点からの助言行為です。

　そもそも、人の評価が非常に難しい行為であるということは言うまでもありません。リスクプロファイルの人に限って、面談時にそれらを巧みに隠すことが得意な人も多い一方で、本来、優秀で人格者である人が、第三者に評価されることへの心理的な抵抗から、面談で悪い印象を与えてしまうこともあります。限られた時間内で人が人を正確に評価することは、至難の業なのです。評価ミスを予防するための対策としては、**1 候補者についてのデータポイントを増やす**こと、**2 評価者の質を担保する**ことが望まれます。

　1 候補者についてのデータポイントを増やすためには、候補者の過去の人事考課や360度検査結果を精査することに加えて、精度の高い心理検査を受検してもらうことが推奨されます。心理検査の妥当性と信頼性は、昨今、顕著に向上しています。少なくともトップや要職の評価においては、候補者に、リーダーシップ・リスク評価を含むハイエンドな心理検査を受検してもらい、心理学の専門家が分析したうえで、潜在的なリスクも含めた総合評価を行うべきだと思います。

2 **評価者の質を担保する**ためには、評価者チームの組成において、ビジネス側の専門家と心理学の専門家の両者で構成することが必須だと思います。特に、トップの指名においては、その評価結果が当該組織の将来を左右しうるのみならず、候補者一人ひとりの将来をも直接的に左右します。したがって、候補者のリスク（たとえば、ナルシシズム、マキャベリアニズム、サイコパシー）については、心理学のプロが候補者と直接面談をしたうえで評価をすることが推奨されます。

ナルシシスティック・リーダーの部下が持つべき 3つの選択肢

最後に、不運にも、ナルシシスティック・リーダーを上司にもった場合の対応策についてお話ししたいと思います。万一読者の皆さまで今そういう状況にある方、非常におつらいことと思います。ぜひ、下記の対応を今後の選択肢に加えることをお勧めします。

1 深刻な事態が発生した場合のラスト・カードとして、その上司から離れる選択肢を用意しておきましょう。別の部署に異動する可能性を確認し、模索しておく、いざというときに助けてくれる実力者を確保しておく、転職についても情報収集しておくなどです。安易な転職を推奨するつもりは毛頭ありませんが、深刻なナルシシスティック・リーダーの悪影響によってあなたが病気になる必要はありません。憂うより備えよと申し上げたいところです。

2 ナルシシスティック・リーダーの要請にはできる限り応える一方で、先方からの見返りを期待することはやめましょう。ナルシシスティック・リーダーは、他者に共感しにくく、他者の利益のために動けないのです。一方で、彼らは、他者の本心を鋭く察する能力が高いため、表面的なお世辞や取り繕い、その裏にある本心を見抜くことができます。したがって、部下としては、彼らの絶対的なイエスマンと

なる必要はなく、淡々と実質的に彼らに資する貢献をすることに徹することが肝要です。

 3 ナルシシスティック・リーダーは、反対されることを極端に嫌い、反対者には攻撃的な反応や報復をすることも想定されます。彼らに反論する際には、その反論が彼らにとってどんな利益につながるかを確実に示すことができるときに限り、熟慮のうえで反論してください。ナルシシスティック・リーダーに対しては、安易に「自分が指摘して修正してあげよう」といった感情で動き、修復不可能な事態に陥らないように、そうしたある種の善意によって、逆にご自身が無駄死にすることがないように、慎重に対応されることをお勧めします。

　前述のとおり、その「程度」には濃淡があるものの、ナルシシスティック・リーダーは今日現在もあちこちの組織に存在しています。良質なナルシシスティック・リーダーは成功しているかもしれませんが、何らかの出来事が契機となり潜在的なナルシシズムの度合いが強まると、周囲や組織全体へのリスクが高まります。ナルシシスティック・リーダーを、例外的な少数派と考えるのではなく、相当数が存在する、自分の組織にもいるかもしれないという前提で、賢く冷静に対処し、組織のトップには据えないことでリスクヘッジをする心構えをもちたいものです。

第 4 章

女性リーダーが避けるべき、とるべきリーダーシップスタイル

　かつて第 2 次安倍政権は、「すべての女性が輝く社会づくり」という旗印のもと、女性活躍推進法に基づく取り組みを進めました。総務省の労働力調査で、直近の 2023 年の数字を見てみても、たしかに女性の就業率は右肩上がり、就業者数は 3,051 万人と過去最高を記録しました[51]。他方、その中身を見てみると、女性の約半数は非正規雇用に従事しており、いわゆる管理職の役割を担う女性比率は全体の約 13％に留まっています[52]。

　英国の経済紙『The Economist』が発表した 2023 年 3 月の「女性の働きやすさ」ランキング調査によると、日本はまたしても、主要 29 か国のうち最下位の韓国に次ぐワースト 2 位となりました。「下位を占めた韓国と日本では、女性はいまだに家族とキャリアのどちらかを選ばなければならない」との評価です[53]。

　実態としても、まだなお男性優位の業界が多い日本において、看護の世界は異彩を放っているように見えます。看護師の新規養成・離職防止・復職支援の取り組みにより就業者数自体が増加する中、全体の 9 割を女性が占め、その 8 割以上が正規雇用で勤務しているという、他にはない業界です。しかしながら、正規雇用の女性が大勢を占める環境ゆえの難しさもあるのではないでしょうか。

　業界は違えど、私も長らく管理職をしてきた中で、「女性リーダーのあるべき姿とは何なのか」「そもそも正解はあるのだろうか」などと、自問自答を繰り返してきました。本章では、女性リーダーが避けるべきリーダーシップとは、そして逆に、とるべきリーダーシップと

は、という問いについて考えていきます。

　ジェンダーに関わるセンシティブなテーマでもあり、安易には議論しにくいところもありますが、読者の皆さまの多くにとっては、日々避けては通れない重要なアジェンダでもあると思います。誤解を恐れずに、実践に即した論点に焦点を当てることで、明日のあなたのリーダーシップに資する議論になれば幸いです。

日常に潜む無意識バイアスの存在

　さて、我々の誰もが、何らかの「**無意識バイアス**（Unconscious Bias）」をもつと言われています。それがどんなバイアス（偏見）であるかについては人それぞれ異なりますが、残念ながら、私もあなたも何らかのバイアスを無意識にもっています。データによると我々日本人は、同質的な社会で生きているからでしょうか、肌の色に関するバイアスが強いとのことです。その他、職場で問題になりうるバイアスをいくつか紹介しましょう。

親近感バイアス

　まず一つに「**親近感バイアス**（Affinity Bias）」というのがあります。出身地や母校、スポーツ歴など自分と同じ属性をもつ人に親近感をもちやすいというのは自然な現象ですが、そういった人を同属性だけの理由で優遇するならば、バイアスとなります。たとえば、同じバックグラウンドをもつシニアな男性だけで集まる「オールド・ボーイズ・ネットワーク」や「女性リーダーの会」など、そうした仲間を大切にすること自体は素晴らしいことなのですが、こうした親近感バイアスが生じやすいことは認識しておくべきかもしれません。ただ現実には、古今東西、こうした集まりの中で人事が決まっていくのは世の常

で、これを完全に止めることは難しいでしょう。

代表性ヒューリスティック

次に、「**代表性ヒューリスティック**（Representativeness Heuristic）」というのも厄介です。これは、ある特定の対象に対して自分がもっているイメージやステレオタイプを、その集団すべてに当てはめて全員に共通するものだと思い込む思考を指します。たとえば、ある経験から「あの女性は感情的である」という印象をもった人が、「すべての女性は感情的である」と結論づけてしまうといったバイアスです。同属性の人が同じ特性をもつといった雑な偏見は排して、一人ひとりを独立した個人として見て対応するという意識が重要です。

もう一度証明せよバイアス

「**もう一度証明せよバイアス**（Prove It Again! Bias）」をご存じでしょうか。これは、女性や外国人、LGBTの方など、職場での少数派は、何度も何度も成果を出して自分の能力を証明しない限り昇進できない、証明し続けた暁にようやく昇進できるのに対して、多数派はもともとの期待値が高く、ポテンシャルも高いと思われやすいため、何度も証明せずとも早めに昇進できるというものです。このバイアスは、少数派側が声を上げて証明しない限り、なかなか表面化しにくいのですが、さまざまな場面で起きていると思います。周囲やご自身の経験を振り返ってみると、近しい経験はありませんか。

確証バイアス

さらに、「**確証バイアス**（Confirmation Bias）」というものがあります。もし管理職のあなたが、今年はAさんを昇進させようとあらかじめ

決めていたり、Bさんは優秀だという強い先入観をもっていたりする場合、それを実証する事実やデータばかりを無意識に集め、偏った評価をしてしまうというものです。確証バイアスが機能してしまうと、正当で公平な評価など、実現するわけがありません。

このように、残念ながら、無意識バイアスは身の回りに数限りなく存在します。つまり我々は、それぞれ何らかの偏見や先入観をもって他者を見てしまう生き物なのです。そうであるならば、あなたの部下が、あなた（上司）に対して、何らかの偏見や先入観をもってしまうことも当然ありうるということです。

中でも、世の中の部下は、性別が「女性の」上司について、どんな偏見や先入観をもちがちなのでしょうか。そしてそれが、彼らの女性上司に対する感情ややる気、成果にどんな影響を与えるのでしょうか。またそもそも、そうした部下の感情を察しているであろう女性上司は、どのように感じ、考えているのでしょうか。

性別による偏見が昇進を妨げる

2003年の米国の調査によると、米国の売上高上位1,000社（Fortune 1000）に勤務する女性役員のうち、その1/3は、自分の昇進を妨げる最大の障害として「性別についての偏見」があると答えました[54]。これはあくまでも女性リーダー側の主観ではあるものの、上場企業の役員にまで上りつめた女性たちの声には重みがありますよね。

こうした女性への差別に対して断固として、かついち早く手を打った業界の一つが、クラシック音楽業界です。具体的には、オーケストラのメンバー採用や、オーケストラ内のリーダー選考において、「ブラインド・セレクション（Blind Selection）」を導入しました。つまり、候補者の姿は見えず、候補者が奏でる音だけが聞こえる中で投票を行

い選抜することで、性別による差別を排除しようとしたのです。勇気ある試みかと思いますが、逆に言えば、ブラインド・セレクションでなければ防ぐことができないほど、過去には性別が選考結果に影響を与えていたという深刻な過去を示唆しているのかもしれません[55)56)]。

女性リーダーの権威主義的リーダーシップは嫌われがち

さてここで、「権威主義的リーダーシップ（Authoritarian Leadership）」をご紹介したいと思います。端的に言うと、軍隊の上官と下士官の関係を想定いただくとわかりやすいと思います。上司は部下に指示命令を出し、部下は問答無用でそれに従うという関係性をつくるリーダーのスタイルを、権威主義的リーダーシップと定義します。一瞬の判断と統制が人の生死に直結する戦場では、妥当なリーダーシップスタイルだと言えるでしょう。他方その他の世界では、「高度経済成長時代でもあるまいし、今どきそんなリーダーいないよ」と、おっしゃる方もいるかもしれません。しかし現実には、軍隊に限らず、今もなお、複数の業界で存在しています。

特に、人の命や安全をあずかる厳しい業界では、しばしば見られるリーダー像だと言われています。一瞬の判断ミスが患者や仲間の命に関わる状況下で、手術やルーティンを滞らせることはできないわけで、ゆえに部下の反論や議論の余地は認めずに、リーダーが圧倒的な指示命令権と責任をもつという次第です。医療業界はその代表のように見えます。また、1分の遅れも許されない定刻での安全運航をミッションとする、航空や海運、鉄道の現場も同様かもしれません。

しかしながら、この権威主義的リーダーシップを女性リーダーが発揮した場合、部下から嫌われがちだというのです。他方、男性リーダーが同様の権威主義的リーダーシップを発揮したならば、行きすぎない限り、むしろ好意的に受け入れられやすいというのです[57)]。

これら米国の研究結果を知ったときに、性差問題は日本だけではなく世界共通であることに驚いたのをよく覚えています。本来はそうした性別による偏見がないことが理想ですが、一方で、日々現場で奮闘している身としては、そんな現実に文句を言っている暇もないですよね。むしろ、現実はいったん受け止め、その背景には何があるのかを理解し、整理したうえで、では自分はどうするのかと次の策を考える思考にシフトできると素晴らしいですね。また、たとえ現実は容易には解決できずとも、頭の中で状況が明快に整理されると、それだけで精神的には落ち着きやすくなります。そうすると、より良い次の策を思いつくでしょう。

性別から連想する資質と異なるリーダーシップスタイルは受け入れにくい

さて、女性リーダーの権威主義的リーダーシップが部下から反発されるのは、一体なぜなのでしょうか。そこでキーとなるのが、冒頭に触れた無意識バイアスです。人が何らかの感情をもつ際には、その手前にある無意識バイアスが作用し、感情を引き起こすからです。

さまざまな調査結果によると、現在においても、多くの人間は、まず性別情報から一定のステレオタイプな属性を連想するようです。つまり、「女性」というと「他者を助ける」「子どもを育てる」、職場では「ソフトで」「か弱く」「地位が低い」という属性とひもづけられやすく、そういった先入観をもたれやすいようです。

他方の「男性」は、「決断力があり」「強く」「堂々として優秀である」という属性とひもづけて想定されやすいのです。ゆえに、このステレオタイプと乖離する特性を発揮するリーダーは、部下や周囲から受け入れられにくいということになります。

たとえば、実際に決断力や影響力に優れる優秀な女性上司であっても、同等の男性上司と比べると、「リーダーシップの発揮」と「率直

に好感情をもつ」という2点において、部下から低く評価されがちだという研究結果もあります[58]。前述の、「女性リーダーが権威主義的リーダーシップを発揮すると、むしろ嫌われる」というのには、こうした背景があるようです。

さらに言うと、女性が権威主義的なスタイルをとっている状況について周囲は、「本来男性がとるべきポジションを、無理して女性がとっている」という印象をもちやすく、結果、やはり受け入れにくい、素直に好感情をもてないという解釈もあります[59]。当然、その「程度」については、国や業界、職場によって濃淡はあるはずですし、若い世代は変わってきていますが、そもそもこうしたステレオタイプがまったくない集団が果たして本当に存在するのかというと、私は懐疑的です。

女性部下ほど、女性上司に厳しい

こうした男性上司、女性上司に対する偏見ですが、部下側の性別によってもトーンが異なるようです。なんと女性部下のほうが、男性部下よりも、同性である女性上司を厳しく評価し、（女性上司よりも）男性上司のもとで働きたいと望むという研究結果が提示されています。

たとえ女性上司の優秀さを十分理解していたとしても、部下はおおむね、男性上司を好むと結論づけた研究もあります。なぜかと言うと、特に女性部下は、心の奥底にある競争心が刺激されるため、自分よりも成功している女性上司と自分を比較したくないという深層心理が働きやすく、成功している女性上司に好意をもちにくいようです。

ただし、将来管理職になるポテンシャルがあり、そうした期待を伝えられている優秀な女性部下は、前述のネガティブな感情が生まれにくいため、そうでない女性部下よりも女性上司をフラットに（中立的に）見ることができ、感情面の齟齬が起きにくいようです[60][61][62]。女

性上司の方は、特に優秀な女性部下に対して、承認や称賛、期待値をきちんと言葉で伝え、良い関係を築くことが肝要ですね。

　こうした結果は、女性リーダーの皆さまにとっては、胸が詰まる話だと思います。私も同様です。ただし、自分を女性部下の立場に置いてみると、理解できる節がないこともありません。では一体、女性リーダーは、こうした事態をどうやって打開すればよいのでしょうか。

女性リーダーの参加型リーダーシップは好感をもたれる

　たとえそれが本来の性格に沿うものであったとしても、女性リーダーが権威主義的リーダーシップを発揮することのリスクについてはすでに見てきたとおりです。一方で、その対極にある、「参加型リーダーシップ（Participatory Leadership）」を発揮すれば、総じて部下に良い影響を与え、部下の仕事に対する姿勢が前向きになるということが実証されています[63]。

　本部の第1章で述べたように、参加型リーダーシップとは、上司は静かに控えめに、まずは部下全員の意見を尊重し傾聴してから、その総意をふまえた指示を出すというスタイルです。リーダーとして前線で旗を振りながら強力に率いるといったワンマン的な要素はなく、むしろスポットライトを部下に当てることで、部下のパフォーマンスを最大化し、ひいてはチーム全体の成果につなげていくことが最も効果的であるという考え方に基づいています。特に若い世代（Y世代、Z世代）の部下を率いる際には、権威主義的リーダーシップよりも有効なスタイルであることは、想像に難くないでしょう。

　ドイツ史上初の女性首相であるアンゲラ・メルケル氏がこのスタイルで広く人望を集めたことは、先にも述べたとおりです。もっと端的に言うならば、女性リーダーは、仕事ができるだけではなく、部下の参加を促し部下を支え、その全人格を認められてこそ、周囲から認め

られると言えそうです。

　本章では、女性リーダーが避けるべき、そしてとるべきリーダーシップスタイルについて見てきました。にわかには受け入れがたい内容もあったかもしれません。Y世代、Z世代の読者の皆さまにとっては、多少前時代的に感じる面もあったでしょうか。研究結果ですので、特定の現実には当てはまらない場面もあるかと思いますし、もしご自身の職場状況と異なるようでしたら、それは幸運にも、偏見に捉われない進歩的な職場にいらっしゃるのだとご理解ください。他方、思い当たるところがあるという方、近しい状況にある方は多数いらっしゃると思います。

　今後さらに、ご自身のリーダーシップスタイルを特定し鍛えていくうえで、あなたが得意なリーダーシップを磨き上げつつも、同時に、女性リーダーという属性ゆえの周囲からのステレオタイプや感情にも注意を払いながら、対する相手や状況に応じてしなやかにスタイルを微調整していくことができるとよいですよね。現状をただ否定するのではなく、逆に先手を打って意欲的に問題を解決していくという心構えで、ご自身のリーダーシップを磨き続けていただきたい、その一助になれば幸いです。

第5章

レベル5・リーダーシップ

　数多あるリーダーシップ理論の中から最後に扱う理論として何がふさわしいか、多くの読者の皆さまに関連する理論は何だろうかと思案した結果、私自身が信条としている理論をご紹介しようという思いに至りました。この理論は、最新の理論でもなければ、「リーダーシップ理論と言えば〇〇」といった誰もが知っている理論でもありません。しかし、普遍的で納得感が高く、おそらく日本的な価値観に沿う理論でもあり、厳しい現場で日々奮闘されている読者の皆さまにとっても共感しやすい理論なのではないかと考えています。

信条を見いだすまでの過程

　個人的な話で恐縮ですが、私はアカデミアに移る前、外資系の人事コンサルティングファームにおいて、次の社長を適切な手続きを経て指名するという事業（アセスメント事業）のアジアリーダーを務めていました。他社から入社して間もない未熟な自分でしたが、アジア各国の顧客と同僚から多大な支援をいただきながら、急速にこの事業を立ち上げ拡大していくことがミッションでした。「アセスメントは、当局や株主の要請に応えていかなくてはならない上場企業にとっては、今後きっと役に立つものだ。特に公明正大な社長指名という点で遅れをとっている日本でこの事業を推進することには意義があるはずだ」という信念を頼りに日々試行錯誤していました。

民間企業ですから、事業の責任者には当然、売上・利益という結果を出すことが一義的に求められるのですが、当初から「数字を追う」という意識はあまりなく、「このサービスを多くの顧客に活用いただければ、必ず喜ばれ、数字はついてくる」という確信がありました。もっと言うと当時の我がチームは、単なる商売というよりも「意義あることに挑戦している」という生意気な思いもありました。こうした強い意志をチーム全員で共有していたから、本来私はかなりの心配性であるにもかかわらず、事業の立ち上げ期のしんどさを、前向きなエネルギーで意気揚々と進んでいけたように思います。

経験から得られた3つの教訓

　さて、この新規事業を立ち上げ軌道に乗せていく期間を通して、幾度となく実感した教訓が3つあります。そしてこれはその後の自分の人生においても引き続き指針となっています。
　1つめは、メンバー全員が意義を感じることができる目標を共有して、各人が自分の能力を最大限に発揮することができれば、（何らかの）結果は自ずとついてくるということです。
　2つめは、こうして組織が一丸となって一心不乱に前に進んでいると、ある時点から、予期せぬ幸運や周囲の助けに恵まれるということです。
　3つめは、しかしながら、小さな成功に過信したり自慢したり傲慢になったりすると、あっと言う間にそれらを失うリスクがあるということです。
　あえて申し上げるのが恥ずかしいほどのあたりまえのことですが、「意義あることに向かって陰日向なく努力し続けていれば、そのうちどこからともなく幸運や助けが訪れ夢は叶う。ただし謙虚であり続けることが前提条件である」というのが、私自身の信条です。
　そして実は、このような思想を精緻に分析したうえで、学術理論と

して昇華したものがあります。それは、米国の戦略コンサルタント・作家・研究者であるジム・コリンズが 2001 年に提唱した、「**レベル 5・リーダーシップ**（Level 5 Leadership）」という理論です。コリンズは、世界的なベストセラー『Built to Last: Successful Habit of Visionary Companies（ビジョナリー・カンパニー：時代を超える生存の原則）』[64] や『Good to Great: Why Some Companies Make the Leap... And Others Don't（ビジョナリー・カンパニー②：飛躍の法則）』[65] の著者として非常に著名な方です。世界的な戦略コンサルティングファームであるマッキンゼー・アンド・カンパニー（McKinsey & Company）社などを経てスタンフォード大学ビジネススクールで教鞭を執ったのちに、コロラド州ボルダーで経営研究所を設立し、研究や執筆、講演、企業の顧問など幅広く活躍されています。

レベル 5・リーダーシップの概要 [66][67][68]

「レベル 5・リーダーシップ理論（Level 5 Leadership Theory）」は、コリンズ率いる研究チームが 1996 年から 2000 年にわたって行った広範な研究結果から導き出されました。この研究の当初の問いは、「優れた（Good な）組織は最高に優れた（Great な）組織に成長できるのか。できるとするならば何をどのようにすれば成長できるのか」というものでした。

そのために、1965 年から 1995 年の米国の売上高上位 500 社（Fortune 500）に選ばれた全 1,435 社を対象に、それまで停滞していたにもかかわらず、ある時点を境にその後高業績を継続し続けた（15 年間以上）企業を特定しました（比較対象として、特定した企業と規模や業種などが類似した企業の中から、逆に業績が深刻に低迷した企業もそれぞれ特定しています）。

さて彼らの基準を満たすレベルで Good から Great な企業に進化できた企業は、わずか 11 社という結果でした。11 社の企業について、

研究チームが詳細にフィールド調査を行ったところ、11社全社に共通して確認され、他方、比較対象であった低業績企業ではまったく確認されないものが判明したのです。それが、ある「型」をもつリーダーの存在、つまり「レベル5・リーダーシップ」を備えたリーダーの存在だというわけです。

レベル5・リーダーシップのリーダー像

　さて、レベル5・リーダーシップとは一体どんなリーダー像を指しているのでしょうか。端的に言うと、その構成要素はたった2つ、**「人間的な謙虚さ」**と**「プロフェッショナルとしての強靭な意志」**、これらが共存するリーダーということです。

　「人間的な謙虚さ」をかみ砕くと、控えめで目立つことを避け決して自慢しない、いわゆるカリスマ的なリーダーが自身の魅力で多くの人を惹きつけるさまとは対極の様相を呈した、静かで穏やかなふるまいを指すようです。

　また、「プロフェッショナルとしての強靭な意志」とは、どんなに困難な環境下においても圧倒的な結果をたたき出し続けるべく、長期にわたって諦めない強い意志や、いったん決めたならば障害や困難を恐れないで前進する強い精神力を指すようです。

　さらに興味深いのは、Greatな企業に成長した11社のリーダー全員が、共通して次の趣旨の発言をしたというのです。彼ら11人には共通して、「万一業績が下降したならば、それは自分の責任である。もし業績が上向いたならば、それは外部の環境要因や部下の貢献、そして何らかの運によるところが大きい」というコメントがあったと言います。しかしながら、たとえば運によって直接的に業績が上向いたという根拠は（当然ながら）なかなか見つけられないわけですが、業績の数字を見てみると、彼らリーダーの登場と高業績は明らかに連動し

ています。つまり、彼らリーダーの貢献によって高業績が達成され、維持されたことは容易に確認できるのです。にもかかわらず、彼ら11人のリーダーは一様に、「**成功は周囲のおかげ、失敗は自分のせい**」という主張が揺らがなかったそうです。

これはつまり彼らのどんな特徴を示唆しているのでしょうか。すなわち、「**圧倒的な業績を出しながらも徹底的に謙虚である**」という属性を、ポーズではなく実体として一人の人格の中で共存させていることが、レベル5・リーダーシップの肝のようです。

社長とそれ以外を分ける心理的特徴

余談ですが、この「一見両立しにくそうな属性が一人格の中で共存している」というのは、実は広く社長職全般でしばしば確認される特徴です。米国のエグゼクティブサーチファーム、ラッセル・レイノルズ・アソシエイツ（Russell Reynolds Associates）社の調査結果がこれを明らかにしているのでご紹介したいと思います。

同社は2018年、北米と欧州の大企業に籍を置く約4,000人の心理検査結果をもとに、社長とそれ以外の人間の心理的特徴を比較しました。すると、非社長には見られず、社長だけに共通して見られる心理的特徴があるというのです。その、社長だけに確認された特徴こそが、上記の「**共存しにくい、相反する資質を共存させている**」というものでした。

具体例を挙げると、「計算したリスクは積極的にとる<u>が</u>、無謀なリスクはとらない」「考えるより実行を好む<u>が</u>、衝動的ではない」「さまざまな考えを理解しようとする<u>が</u>、分析しすぎることはない」「ときに激しさを見せる<u>が</u>、感情のコントロールは維持している」「図太く断固たる行動をとる<u>が</u>、無神経ではない」「決定をする際に他者の意見を聞く<u>が</u>、単独での意思決定も多い」「多様な人と関わることを心

地よく感じるが、人を信用しすぎることはない」などです[69]。いわゆる、一本気で単純な性質は、人としては多分に好ましいものの、大組織を率いるトップとなると難しいのかもしれません。社長職にある人は、「**二項動態**」の練られた人物像を備える傾向があるようです。

レベル 5・リーダーシップの具体例

さてレベル 5・リーダーシップ理論に戻ると、中でも、高業績を長期間実現する組織のリーダーにおいては、「**謙虚さと強靭な意志**」の共存が鍵であるということでした。

以上をふまえて、実際のレベル 5・リーダーはどんな具体的な行動をとるのか、ご興味があるかと思います。コリンズが特定した実在のレベル 5・リーダーたちはそれぞれさまざまな偉業を達成していますが、中でも長らく深刻に停滞していたキンバリー・クラーク（Kimberly-Clark）社を見事再生させたダーウィン・スミス CEO は、代表的なレベル 5・リーダーでした。

ダーウィン・スミス CEO の事例

インディアナ州の貧しい農家に生まれたスミスは、昼間はフルタイムで働きながら夜間のインディアナ大学を卒業しました。ある日、職場の機械で指が切断されるという大事故に遭うのですが、その事故当日も彼は夜間大学の授業に出席し、翌日も通常どおり出勤したそうです。勤勉で努力家で、ひとたび掲げた目標は絶対にやり遂げる強靭な意志をもっていました。そんな彼はのちに、名門ハーバード大学のロースクールに通うことになります。

スミスの鉄のように強い意志が、病をも打ち負かした事実もあります。彼は、社長に就任してわずか数か月後、がんの発症と余命 1 年

未満を宣告されました。すぐに取締役会に病気を伝えつつも「絶対回復する」と宣言し、昼間は激務の社長業務をこなしながら、毎週末の放射線治療を続けた結果、回復し、その後20年にわたり社長職を全うするに至りました。

　また実務における最大の功績としては、長期的な同社の生き残りのため、それまでの戦略を大転換し、長期的に勝ち目があるであろう消費者向け事業に全振りすることを決め、同社を代表してきた伝統あるコート紙の事業を売却するという難しい決断をしました。当時はまだ大黒柱であった事業を売却したことについて、メディアやアナリスト、株主から大批判を受けましたが、彼の英断こそが同社を救い再生したことは歴史が証明することとなりました。

　日常のスミスは、シャイで服装にも無頓着、口数も少なくコミュニケーションが苦手と、いわゆる米国企業の社長らしい自信ある押し出しの強いふるまいとは対極にある人物だったようです。しかし、内面には、誰よりも強い再生への決意を秘め、その炎を燃やし続け、黙々と粛々とすべてのエネルギーを投じて仕事に取り組んだ結果、最終的には歴史的なV字回復を成し遂げました。

　真に強い意志をもち、高い目標を粘り強く達成しようとする人間は、自身のエネルギーのすべてをそこに集中するかと思います。その過程において、当然、自分に足りないことに直面するわけで、それらを一つひとつ克服していくのが日常であるとすると、自然と、多分に内省的で謙虚になるのかもしれません。きわめて高い目標に真剣に取り組むならば、現実として、過信したり傲慢になったりする暇はなく、日々研鑽を積むことの繰り返しとなり、だからこそ翻って彼らは本質的に謙虚になるのかもしれません。謙虚でなければ、圧倒的に高い目標など実現しえないとも解釈できそうです。

レベル5・リーダーシップの階層

最後に、レベル5・リーダーシップの階層（図4）についてご紹介したいと思います。

前述のようにGreatな企業に進化できた企業には、組織のトップとしてレベル5・リーダーが存在するだけではなく、実はそのメンバーたちにも特徴があり、彼ら複層的なリーダーやメンバーの存在が組み合わさって進化を実現したというわけです。またこのレベル5・リーダーシップの階層は、具体的にどのような道筋を経て最終的にレベル5・リーダーになっていけるのか、そのロードマップや段階的なゴール設定としても参照いただけるかと思います。

千里の道も一歩から。まずは個人としての力量を磨き上げ、与えられた仕事を全うすることから始め（レベル1）、その後、チームの良きメンバー（フォロワー）として同僚と効果的に協力し合い目標を達成す

レベル5：組織のリーダー
謙虚さと強い意志でGreatな組織をつくる

レベル4：強力なリーダー
チームが明確なビジョンを実現するよう、刺激し鼓舞して結果を出す

レベル3：優れた管理職
与えられた目標を効果的、効率的に達成するよう、人と資源を適切に組織する

レベル2：優れたメンバー
チームの目標達成に貢献し、同僚と協力して働く

レベル1：優れた個人
自身の能力や知識・技術をもって生産的な貢献をする

図4　レベル5・リーダーシップの階層
出典：Collins, J.: Level 5 Leadership: The Triumph of Humility and Fierce Resolve. Harvard Business Review, 79(1), 66-76, 2001

ることを身につけ（レベル2）、管理職になった際には、与えられた目標を効果的、効率的に達成することに集中し（レベル3）、大組織を率いる立場になれば、チームが明確なビジョンやゴールに向かうよう刺激し鼓舞して結果を出し（レベル4）、組織のトップになった暁には、人間的な謙虚さとプロフェッショナルとしての強靭な意志をもって、Great な組織をつくることにコミットし続ける（レベル5）という趣旨です。

　ここまでリーダーシップ理論について概説してきました。さて、この第2部の冒頭に示したリーダーシップにかかる根源的な問いに戻りましょうか。リーダーに求められる資質とは何でしょうか。そもそもリーダーだけに求められる普遍的な資質はあるのでしょうか。あるとすると、それは何でしょう。そしてそれらは生まれつきなのでしょうか、あるいは後天的に開発可能なのでしょうか。
　ここまで見てきたとおり、現在においても、これらの問いについて共通解は得られていません。複数のリーダーシップ理論が、時代背景のみならず、世界各地の地域性の影響も受けながら共存しているのが実情です。ゆえに最終的に何を選びとるかは、実践の場に大きく委ねられている現状だからこそ、まずは前提としての主な理論を正確に理解し、判断の根拠となる知見や選択肢を潤沢に持つことが、正しい判断への近道だと考えます。
　リーダーシップは、たとえ大組織を率いていなくても、部下がいなくても、一緒に仕事をする人が一人でもいれば、明日から発揮することができます。リーダーのロールモデルがいないという方、あなたご自身が後進のロールモデルになると決めてください。そして明日から行動を変えてみてください。行動を変えれば、周囲は必ず気づきます。周囲のあなたに対する見方が変わると、人間関係が変わり、あなたの人生が変わり始めます。リーダーシップを理解し、自分固有のそれを発掘し身につけることができれば、人生を変える大きな契機とな

ります。ぜひ自分に内在する力を信じて、ご自身のリーダーシップを実現してください。

　第3部では、そんな皆さまのために、さらなる応用編として、パワーと影響力を発揮する実践方法に移ります。ご自身が考えるより良いリーダーになるために、ぜひ実践していきましょう。

第 3 部

パワーの行使

第 1 章

影響力の武器

影響力の武器を使いこなそう

　ここまで、パワーに関する理論とリーダーシップに関する理論について整理してきました。とはいえ、「明日すぐに役立つ方法はないの？」といった声が聞こえてきそうです。

　「なぜ人は動かされるのか」というテーマの教科書として位置づけられ、世界中のビジネススクールで採用されている書籍があります。私自身も修士時代、あまりにも面白く、一晩で読み切った覚えがあります。米国アリゾナ州立大学の社会心理学者ロバート・チャルディーニが執筆した『Influence: Science and Practice（影響力の武器［第三版］：なぜ、人は動かされるのか）』[70]とその新版『Influence: The Psychology of Persuasion New and Expanded（影響力の武器［新版］：人を動かす七つの原理）』[71]です。

　ここでは、チャルディーニが提示した7つの影響力の武器（ 表3 ）を紹介しましょう。

> **表3** **7つの影響力の武器
> （チャルディーニによる）**
>
> 1. 返報性
> 2. コミットメントと一貫性
> 3. 社会的証明
> 4. 好意
> 5. 権威
> 6. 希少性
> 7. 一体性（新版で7番目の武器として追加）

返報性

　第1の武器は、「**返報性**」です。端的には「ギブ・アンド・テイク」と同義ですが、他者から与えられたら自分も相手に返さなくてはならないという暗黙のルールを指します。このルールを強い義務感のように感じる人もいることで、これをふまえたさまざまな形での交換行為や人間関係が実現している面もあるようです。

　さてこの「返報性」、最もわかりやすいのは、政治の世界と言われています。政界には何よりも「パワー」を求める人間が集まると言われていますから、さまざまな影響力の武器が行使されるのでしょう。チャルディーニは、米国ワシントンの連邦議会の例を引き、政治の世界で法案を通したいならば、多くの議員に前もって「貸し」を与えておかなくてはならない、そしていよいよ法案を通す際に、与えておいた「貸し」を回収し賛成票を獲得するというのが基本動作だと説明しています。

　この返報性のルールは、皆さまの身の回りでもあちこちで起きていると思います。たとえば、お世話になった人からの依頼には問答無用で対応する、自分が困っているときに助けられた人には精いっぱいのお返しをする、自分の評価が上がるように支援をしてくれた人には自分もできる限りの支援をするといった話です。つまり、自分が望むよ

うに動いてもらいたいならば、事前に、まずは自分の方から、相手が恩義に感じるような「ギブ（give）」を与えておきましょうということになります。

ところでこの give ですが、相手の窮地を救うといった偉大な give だけに限らず、ちょっとしたプレゼントや相手を褒める言葉、好意を示す言動さえも、有効なようです。小さな give が大きなリターンとして帰ってくることも多々あります。返報性の効果を得るうえで重要なのは、とにかく先に自分が give することのようです。

この返報性のメカニズムを実証するさまざまな実験があるのですが、たとえばコーラ1本を先に奢ってもらっただけで、受け手は奢ってくれた相手に「何かお返しをしなくては」という心理的義務感が生じるため、コーラをくれた相手からの依頼を受けてしまったり、その人が売っているものを買ってしまうということになると言います。「ただより高いものはない」という日本古来のことわざがいかに言い得て妙であるか、わかりますね。

この返報性のルールは、その効果がてきめんであるがゆえに、これを悪用し、他者を利用しようとする人も現れます。返報性のルールが悪用されていないかを見きわめ、むやみに give を受けない、万一受けたとしても、不当な要求に対しては毅然と拒否して自分を守ることも必要です。

コミットメントと一貫性

第2の武器は、「**コミットメントと一貫性**」です。我々の多くは、できることなら自分の言葉と行動を一貫させたい、自己矛盾を起こしていると他人に思われたくないと考えていますよね。したがって、ひとたび自分自身でコミット（commit：何かに積極的に関わる、結果を約束する）したならば、そのコミットメント（commitment：深い関与、約束、誓約）

と一貫した行動をとろうとします。これを「コミットメントと一貫性」と言います。特に、多くの人の前でコミットすると、その後、一貫した行動をとろうとする内外からの圧力が高まるため、コミットメントが実現する確度がより高まるようです。もっと言うと、他者から強制・要請されたコミットメント（上司からの指示や親からの強制など）ではなく、自分の意志で決めて選択したコミットメントであれば、その効果はさらに高まるようです。日本語の「有言実行」と近い概念ですね。

スポーツの場では、各選手がチームメンバー全員の前で「○○を頑張ります！」「優勝します！」「絶対にエラーしません！」などと、自身の目標をコミットする場面にしばしば遭遇します。企業の営業現場においても、チームミーティングで、各人が「今期の売上目標は、○億円です！」「新規のクライアントを○件、獲得します！」といったコミットメントをする場面もあるでしょう。

私は、リーダーやエグゼクティブ向けの研修ではいつもこの理論を応用し、すべての人に、参加者全員の前で、目標をコミットしていただいています。「子どもじゃないんだから、そんな発表なんてさせないで」と抵抗感をもたれるのではないかといつも心配するのですが、実際には多くの参加者が、意気揚々とコミットされます。ひとたび自分が成長するための目標を設定したならば、そしてその目標が誇らしいものであればなおさら、皆に聞いてもらいたいと考える人が多いようです。

孤独に目標を立てて誰にも知られずに努力していくことほど、しんどいことはありません。モチベーションも上がりにくいでしょう。仲間に宣言して、承認されて、応援されながら一緒に達成していくほうが、単純に楽しく、ポジティブな精神状態や高揚感が維持されやすいため、目標達成の確度も高まるようです。

社会的証明

　第3の武器は、「**社会的証明**」の原理です。これは、ある行動をとる人が多いと、人はそれを「適切な行動」だと判断し、大勢に呼応した思考や行動をとる傾向が高いという話です。「赤信号、みんなで渡れば怖くない」という心理に近いものです。

　もし皆さまが、何らかの社会活動を行っており、より多くの人に知ってもらいたいことがある場合、あるいは社会にモメンタムを起こしたいときに、この「社会的証明」の原理は有効です。たとえば、大規模な署名を集める、デモをしながら道を練り歩く、広く募金や寄付を集めるといった行動です。こうした方法は、古臭いと思われる方もいるかもしれませんが、「多くの賛同者がいることの証左」になりますから、社会的証明の効果を求める際には、今も変わらず、一定の効果はあります。

　ただしこの社会的証明には、留意すべき点がいくつかあります。まず、「大勢がとっている行動」は、一般的には正しいことが多い一方、よくよく見てみると、少数派の側に真理や正義がある場合もあります。また、この原理を悪用して、人を誘導しようとする向きには、気をつける必要があります。たとえば、寄付を集めるチャリティーイベントのような会合では、参加者の中にサクラが仕込まれていることがあります。サクラはあらかじめ打ち合わせたとおり、決められた時間になると、前に進み出て多額の寄付を行います。周囲はそれをあるべき当然の行動と勝手に認識し、あるいは無言の圧力に押されて、同様の行動をとりがちであるという話です。

　この社会的証明が特に強いパワーを発揮する条件が2つあるようです。1つは、「**不確かさ**」。先ほどの例で言うと、もしあなたが初めてこのチャリティーイベントに参加したとしましょう。要領がわからず、思考停止してしまい、周囲やサクラの行動を真似るかもしれませ

ん。一方で、あなたが常連であれば、周囲の行動とは独立した行動を堂々ととれるのではないでしょうか。受け手の側に「不確かさ」があると、社会的証明が効きやすいということです。

　もう1つの条件が「**類似性**」です。我々は、自分と類似した他者の行動から影響を受けやすいということです。たとえば、前述のチャリティーイベントの場で、自分と同窓、同僚、友達などが多額の寄付をしていたならば、自分もついそれに近い寄付をしたくなる、あるいはしなくてはまずいのではないかと感じてしまう心理状況は、容易に想像できます。ですから、社会的証明の受け手としては、慣れない場所や場面のときほど、むしろ他者の行動に盲目的に影響されないよう、特に自分と似た他者の行動ほどその正偽を見きわめる、といったことに注意すべきでしょう。

好意

　第4の武器は、「**好意**」です。そもそも我々が誰かを支援したいと思う際に、最も原始的な理由は、相手に好意があるからです。では影響力の武器になりうる「好意」を得る要素には、どのようなものがあるのでしょうか。そもそも人はなぜ他者に好意をもつのでしょうか。

外見の良さ

　「**外見の良さ**」はそのまま好意につながりやすいようです。なるほど、外見の良い人は、初対面において圧倒的に好意を得やすいため、たとえば就職試験や選挙においても有利であるそうです。米国では、成功している経営者とその外見の良さや身長の高さの関係性に関する実証研究も多々あります。結果は、外見の良さや身長の高さとビジネスにおける成功はおおむね相関するというのです。

そのメカニズムは、外見の良い人は良い印象をもたれやすい、するとより多くの機会（チャンス）に恵まれる、多くの機会のうちのどこかで結果を出せばよいので、機会が乏しい人に比べ、成功する確度が高まります。また、たとえそのときは失敗したとしても、外見の良い人はまた別の場所で良い印象を与えチャンスを得る確率が高いため、結果として相対的に成功しやすいというわけです。

　外見の造作を変えることはできずとも、清潔に、小綺麗に、相手に嫌な印象を与えない、TPOにあった服装をするといった方法で良い印象を与えることはできますので、こうしたことは誰もが意識したいところです。

類似性

　また、我々は自分に似た人に親近感をもつだけではなく、ひいては短い時間で好意をもちやすいというのが、「**類似性**」です。同窓である、同郷である、同じスポーツをやってきた、趣味が同じ、はたまた配偶者の勤務先が同じ、といった類似性に、人は反応するだけではなく好意をもちやすいというのは、先に紹介した「**親近感バイアス**」、そのものズバリですね。逆に言うと、妙に類似性ばかりを訴えてくる初対面の人には注意せよということでしょうか。

お世辞

　そして当然ながら、「**お世辞**」も好意につながります。悲しいかな、私たち人間は、冷静に考えると明らかにお世辞であっても、そんなお世辞を真に受けたり、真に受けずとも良い気持ちになり、お世辞を言ってくれる人に好意をもってしまったりする生き物のようです。多くの実証研究が、そのお世辞が真実であろうとなかろうと、人はお世辞を言う人に対して好意をもつと結論づけています。このように、

お世辞を言う人に対して自動的に肯定してしまう性質は普遍的であるため、意図的にお世辞を言うことで相手から好意を得て、ひいては実益を得ようとする人間も出てくるわけです。

お世辞を言う際に気をつけるべきは、「的を射たお世辞を言う」ことです。言われた方も首をかしげるような過剰なお世辞や、あまりにも一般的な言葉で表現するお世辞ばかりを口にしていると、「誰にでもお世辞を言う人」といった不本意なレッテルを貼られることになり、信頼を失ってしまいます。相手をよく観察し、相手の明らかな強みや、誇りに思っていることを洞察し、心から「称賛する」というのが本来あるべき姿だと思います。また個人的には、お世辞を言うより、相手の努力や成果を「称賛する」「承認する」、そして「感謝する」ほうがより誠実ですし、言われた方もそのまま受けとりやすく、長期的なより良い人間関係につながるように思います。

近接性

さらに言うと、「**近接性**」です。接触の回数が増えるにしたがって、相手への好意が増しやすいという原理です。好意を得たい相手には、労を惜しまず、意図的にでも用事を作って会う回数を増やすことが有効なのです。新聞記者や営業マンが、夜討ち朝駆けと、ひたすら面会の回数を重ねることで、相手の情に訴え、ひいては好意をとりつけ、情報や商談を獲得するというのは、学術理論の観点からも理にかなっている行動と言えそうです。

また、直接対面して会話せずとも、たとえばテレビなどで幾度となく見ているテレビタレントにもこの理論が適用されるようです。政治経験もなく、主義主張もない候補者が、多くの票を獲得して当選するケースがあります。ただ何度も見たというだけで、近接性が増し、彼や彼女の経歴や主義主張を確認することなく、なんとなく名前を書く人が多いことは、過去の選挙が証明しています。選挙においては、

「（本質的な中身より）知名度で勝つ」と、しばしば表現されますが、これはまさに、近接性の原理で説明できます。

権威

第5の武器は、「**権威**」です。権威について理解するうえでは、その影響力の大きさを実証する有名な恐ろしい実験、「ミルグラム実験」を紹介しないわけにはいきません。

ミルグラム実験

米国イェール大学の心理学者スタンリー・ミルグラムは、閉鎖的な環境で権威者に従う人間の心理を炙り出す実験を行いました。この実験は「ミルグラム実験」、別名「アイヒマン実験」とも呼ばれています。ナチスドイツのユダヤ人移送局長官であったアドルフ・アイヒマンは、自身の裁判の中で一貫して、「自分は組織の一員として命令に従っただけだ」と主張したことを受け、権威者の命令がもたらす影響力の大きさを検証した実験です。

この実験の登場人物は、「教師役」と「学習者役」の2人です。学習者役の役割は、大量に記載されている単語を覚えて答えること、教師役の役割は、学習者の記憶をテストし、間違えたときには罰として電気ショックを与えることです。さらに教師役は、学習者が間違えるたびに電気ショックの電圧を少しずつ強くするように、そして最高450Vまで上げてよいという指示を受けています。

さて実験が始まります。電気ショックは当初15Vからスタートしますが、電気ショックのストレスもあるためか、学習者はテストを間違えることが重なります。学習者は徐々に強いショックを受けることになり、ついに150Vが適用されると、うめき声を上げて絶叫して壁

を蹴りながら、実験の中止を訴えるという事態になります。「単なる実験でそんな高い電圧をかける教師役がいるはずはない」と驚かれるでしょう。しかし実験を進めていくと、多くの教師役は中止せず、電圧を上げ続け、ついには最高レベルの450Vの電気ショックを与えたというのです。

しかしこの実験にはからくりがあり、実は、教師役こそが被験者（実験の観察対象）であり、（被験者に見えている）学習者役は仕掛ける側でした。そして安全のため、学習者に電流は流れておらず、彼らは苦しんでいる演技をしていたのです。この実験の目的は、苦しむ学習者役に対する、教師役の対応を明らかにすることだからです。結果が示唆しているのは、「権威に対する妄信と、その義務感の大きさ」です。権威者からの命令に対して、思考停止して盲目的に従属しかねない教師役たちは、決して他人ごとでは片づけられません。心の奥底にある、権威への愚かな従属について、完全に否定できる人は少ないのではないでしょうか。

権威のシンボル

もっと身近な例としてチャルディーニは、人は権威者の実体だけにではなく、**権威のシンボルにさえも反応する**と論じています。特に効果の高い権威のシンボルとして、**1 肩書**、**2 服装**（制服や仕立ての良いスーツ）、**3 車**を挙げています。

1 肩書

コロナ禍初期、まだ誰もが指針を模索していた頃、「○○学者」「○○先生」という肩書のある人の発言が、背景のエビデンスの確認もないままにメディアで垂れ流され、鵜呑みにされるケースがありました。日本のメディアでは、たとえば博士学位も取得していないとか、査読つき学術論文すら書いていない人が、その領域の専門家として発

言する場面が多くあり、驚くことがあります。肩書が持つ威力があるからこそ、実体のない不可思議な肩書が横行するのだと思います。

2 服装

　我々がいかに人の服装という情報によって、相手に抱く印象を決めているか、また、相手が信頼に値する人物かを判断しているか、というテーマについては、さまざまな実験が行われてきました。

　たとえば、米国の心理学者レオナルド・ビックマンは、電話ボックスに置き忘れたように見せかけた硬貨を材料に、話しかける人の服装によって人の反応がどう変わるかについて実験を行いました。

　実験者はまず、電話ボックスの中の目立つ場所にわざと硬貨を置き忘れます。そして、実験者の次に電話ボックスを利用した人が電話ボックスから出てきた直後に、「（電話ボックスに）硬貨を置き忘れたんですが、ありませんでしたか？」と尋ねるのです。

　仕立ての良いスーツを着た実験者が問いかけた場合には、77％の人が「（硬貨は）あったよ」と言って硬貨を返してくれますが、汚れてだらしない服装をした実験者が同じ問いかけをした場合は、なんと38％の人しか硬貨を返してくれないという結果でした。我々の多くは（全員ではありませんが）、服装という情報で相手の信頼性を判断し、反応行動をとるようです。

　この「服装や外見が人の反応にもたらす効果」について、苦い原体験があります。私は幼少期をベルギーで過ごしたのですが、1980年代後半の首都ブラッセルでは、日本人がまだまだ珍しい時代でした。道を歩いていると、アジア人であることを揶揄されたり、男の子に石を投げられたこともあります。家族でレストランに行くと、おおむね、入口近くや化粧室近くの「良くない席」に通されることが多かったです。子どもながら、レストランからあまり歓迎されていない居心地の悪さを感じていました。そんなある日のこと、父が「家族みんなで思いっきりおめかしして出かけよう！」と言うので、家族5人、

正装してレストランを訪れました。するとその日は、「少し良い席」に通されたのを、鮮明に覚えています。

40年前の話ですから、今のベルギーでは、こんなあからさまな差別はないと思います。とはいえ、差別的な意味合いはなくとも、初対面の人間はお互いに、まずは外見（服装など）で判断するという事実は覆しようがないのも現実です。

米国の心理学者アルバート・メラビアンによる実験でも、視覚情報の重要性は証明されています。好意や反感を伝える際に、「言語による情報（①発する**言葉**そのもの）」と、「非言語による情報（②声質や声のトーンなどの**聴覚情報**、③態度や目線・表情などの**視覚情報**）」において矛盾するメッセージを送った際に、受け手はどの情報を優先して受け止めるかについて検証した実験です。

たとえば、相手を褒める言葉を発してはいるものの、下を向いて表情もなく聞こえないくらいの小さな声で話すといった場合、受け手は、①言葉の中身よりも、まずは③視覚の情報、次に②聴覚の情報を信用するという結果が出たそうです[72)][註5]。自分が何を言語化するかという視点だけではなく、無意識に伝達している非言語情報にも敏感でありたいものです。

相手の服装などという付随的なものによって人を判断するような人間にはなりたくありません。一方で、自分が無意識下で伝達している非言語情報の何に相手は反応しているかまで洞察できれば、コミュニケーションの精度が上がり、より効果的に影響力を行使することができるでしょう。

註5　メラビアンの実験では、矛盾したメッセージが送られるコミュニケーションにおいて聞き手に影響を与える割合として「言語情報が7％、聴覚情報が38％、視覚情報が55％」という数字が示されており、これを「メラビアンの法則」という〔別名「7-38-55のルール」、あるいは言語情報（Verbal）・聴覚情報（Vocal）・視覚情報（Visual）の3つの頭文字をとった「3Vの法則」とも呼ばれる〕。

> **commentary**
> **筆者の実験──服装が人の反応をどう変えるかについて**

　余談ですが、私は「服装や外見が人の反応をどう変えるか」に昔から興味があり、個人的に日常生活の中でいろいろと試した経験があります。同じ場所に、「部屋着のようなだらしない服装」と、「講演をするような全身フォーマルな服装」で訪れ、相手の反応の違いを観察するのです。まったく科学的な実験ではなく、他の変数のコントロールもできていない、単なる個人的な、そして悪趣味な試みなのですが、現代の日本においてもおおむね、顕著にわかりやすい結果が得られるので、ご紹介したいと思います。

- きちんとした服装でレストランを訪れたほうが、窓際のより良い席に通してもらえる確率が上がります。従業員からより丁寧に対応され、より多く話しかけられます。
- きちんとした服装でタクシーに乗車したほうが、運転手に丁寧に対応され、たくさん話しかけられます。
- きちんとした服装で病院に行ったほうが、医師がより親切に丁寧に説明してくれます。これには少し驚きました。

　一方、服装で相手（従業員）の態度がまったく変わらなかったのは、全国チェーンの喫茶店でした。単に、従業員が忙しすぎて客一人ひとりを見る余裕がないだけかもしれません。あるいは、単価が低いため日頃から多様な服装の客が来ることから、服装に着目しなくなるのかもしれません。あるいは「顧客対応マニュアル」によって、あらゆる客に均一な対応を行うというのが徹底されているのかもしれません。真相を探るにはきちんとした調査が必要ですが、だらしない服装を含め、どんな服装の私にもまったく同じサービスを提供する公平性を目の当たりにして以降、その喫茶店への私のロイヤリティは上がりました。

3 車

　かつてバブルの時代には、若手社員がローンをしてでも高級車を購入するなど、車がステイタスの象徴の一つではあったように思います。今では、カーシェアが広まり、車をローンではなくリースするトレンドもあり、高級車の所有に重きを置かない若い世代の存在も相

まって、もはや車が権威のシンボル（象徴）とは言いがたい状況のように思います。そんな中でもチャルディーニは、車に関して大変興味深い実験を紹介しています。

実験の舞台は、横断歩道手前の赤信号です。横断歩道の一番手前に停まっている車のすぐ後ろに、あなたの車はつけています。信号が赤から青になりましたが、前の車が発進しません。さてあなたならどうしますか？　即座にクラクションを鳴らしますか。あるいは少し待ちますか。

実験の結果は、前の車が「高級車」の場合、青になって発進せずともしばし待つ後続車が多いのに対し、前の車が「軽自動車」で発進しない場合、後続車は即座に「ブブー！」とクラクションを鳴らして急かす傾向が高いということがわかりました。苦笑いするしかありませんね。車が権威のシンボルであるのは、今の時代もまだ変わらないようです。

この世の中は、「肩書」「服装」「車」を持つと生きやすい世界のようです。一歩引いて考えると、役職や服装や外見や持ち物といった「側」で判断する、「実体」を見ない、見ようとしない人間の世界は、むなしく感じられます。ただ、そうした世界で自分はどう生きるのか、どうしたいのか、逆手にとってどう見せると決めるのか、自問自答してみる価値はあるように思います。

希少性

影響力を強める6つめの武器は、「**希少性**」です。数が限られていることがわかると、その対象物の価値が上がるという話です。ゆえに、「本日限り」「今だけ○○％引き」「数量限定」といったうたい文句がちまたにあふれ、販売する側が消費者のお財布のひもを緩めるこ

とに成功しています。

　希少性の影響を受ける代表例として、飛行機のチケット代やホテルの宿泊費が挙げられます。年末年始やゴールデンウイークといったオンシーズンと、2月や9月などのオフシーズンでは、大きな価格差がありますよね。たとえば、年越しは温泉旅館で過ごして一年の疲れを癒したいと思う人は多いようで、1人1泊10万円を超える部屋があったとしましょう。まったく同じ部屋が、年が明けた2月には5万円を下回ることがあります。需要と供給のバランスが崩れる年末年始の温泉旅館は「希少」ですから、価値が大きく上がり、高い値段がつき、それでも客が殺到するのです。

　ただ注意すべきは、他で手に入らない<u>本当に付加価値の高いもの</u>と、数を制限することで<u>意図的に</u>価値がつり上げられているだけのものがあることです。チャルディーニは、宝石の値づけの例を引き、この点について説明しています。

　ある宝石店でなかなか売れない商品がありました。ある日オーナーは、多少利益を圧縮してでもこの宝石を早く売りたいと思い、従業員に「値段を半値にしておいて」というメモを残し、出張に出かけました。ところが、オーナーの字が不明瞭だったのでしょうか、メモを読んだ従業員は誤って、半値ではなく2倍の値札をつけてしまったのです。もとの値段でも売れないのに、2倍になどすれば、永遠に売れないだろうと心配になりますよね。ところが、蓋を開けてみると、この宝石は、2倍の値札をつけてまもなく買い手がついたという顛末です。さて、これは一体何が起こっているのでしょうか。

　我々は「価格」について、おおむね品質に見合った妥当な値段がつけられていると想定しています。不当な値段がつけられ、消費者が騙されるという事態は、不運な例外と認識している人が多いと推察します。たとえば、部屋を賃貸する際、同じ町名で駅からの距離も同じ、面積も変わらない2つの部屋があり、その両者の賃料が大きく異なる場合、きっと高い賃料の部屋のほうが新しいとか、設備が良いと

か、日当たりが良いとか、何かの条件が良いから高額なんだろうと考えますよね。つまり、例外はあるものの、**おおむね「値段」＝「価値」だという認識**があります。

ですから、値段が高い宝石は質の高い本物で、安い宝石はそうでもないという判断をします。さて顧客が、結婚指輪や大切な人へのプレゼントとして本物の良いものを買いたいという思いで来店したとしましょう。多少高価であっても、品質が良いと思われる商品を購入するのは当然ですよね。かくして、誤って2倍に値づけした宝石がすぐに売り切れたのです。このように、価格を上げることで希少性が増し売上が向上するというのは、商材にもよりますが、商売では珍しくない現象です。

この希少性の原理を人間に応用すると、**自分の価値や専門性、能力の希少性**を、そこはかとなく知らしめることができれば、あなたの相対的な価値が上がり、より大きな影響力を発揮しやすくなると言えるでしょう。

一体性

チャルディーニは長らく、以上6つの武器を提示してきましたが、著書の新版の発行に際して、新たに7つめの武器を提示しました。それが「**一体性**」です。

一体性とは、端的に言えば、内集団びいきを指します。自分の「身内だ」「（同じインナーサークルの）仲間だ」という相手の要求に対して、人は Yes と言いやすく、その他あらゆる影響力が機能しやすいという原理です。内集団とは、単に似ているとか、一時期同じ集団に属していたといったことよりももっと強い、「私たち」という主語で語ることのできる集団を指します。たとえば、家族、恋人、民族、部族、政党、派閥、宗教などがそれに該当します。この一体性による「内集団

びいき」の心理的効果は非常に力強いようで、内集団のメンバーは、お互いの成功や幸福を心から応援するようになります。

　米国の生化学者・作家のアイザック・アシモフは、地元のスポーツチームの応援に熱狂する人間の心理について、次のように表現しています。「他のすべての条件が等しければ、人は自分と同じ性別、同じ文化、同じ地方の人を応援する（中略）。その人が証明したいと思っているのは、自分が他の人より優れているということなのである。応援する相手が誰であれ、その相手は自分の代理になる。そして、その人の勝利は自分の勝利なのである」[73]。なお代理体験が自己肯定感の向上にも役立つということは、心理学的にも確認されています。ですから、一体性と代理体験の相乗効果が、人をポジティブにし、熱狂させるというのは、わかりやすい議論ですね。

　ではどうすれば、この一体性は生まれるのでしょうか。チャルディーニは、一体性が生じる要因として、大きく2つの要素があるとしています。「**ともに帰属する**」ことと、「**ともに活動する**」ことです。

ともに帰属する

　一口に帰属すると言っても、帰属にはさまざまなレベルがあります。最もわかりやすいのは、「家族」という血縁関係ですが、たとえ血縁関係がなくとも、同じ「家庭」「学校」「地元」「地域」「勤務先」など、濃密に長くともに過ごせば、家族同様の帰属意識が生まれることが認められています。

　さてチャルディーニは、「家庭」や「地域」を共有する威力を示す例として、第二次世界大戦末期の日本について、そのユダヤ人への処遇に関する実話を2例引いて説明しています。まさにこの一体性の影響もあるでしょうか、日本人として誇りに思える事例ですので、ぜひご紹介したいと思います。

1つめは、「家庭」に関する話です。皆さま、杉原千畝氏という外交官をご存じでしょうか。杉原氏は、将来を嘱望される優秀な外交官として、満州やモスクワ、フィンランドなどでの勤務を経て、1939年7月、リトアニアの日本領事館に副領事（領事代理）として赴任しました。当時のリトアニアは、ナチスドイツ占領下から命からがら逃れてきた多数のユダヤ系難民であふれていました。1940年7月、リトアニアを占拠したソ連軍が、各国大使館の閉鎖を要請したのを受け、ユダヤ系難民は、閉鎖が遅かった（8月末に閉鎖予定であった）日本領事館前に長蛇の列を作りました。目的は、リトアニアを出国し日本を経由して他国に逃れるための「通過ビザ」の発給です。しかし当時の日本はドイツの同盟国であり、外務省の方針は当然ながら、「通過ビザの発給ならず」というものでした。

杉原氏は、人道的な理由を根拠に、再三ビザ発給の許可を求めましたが、本省の結論は一向に覆りませんでした。そして7月末、杉原氏は、相変わらず領事館前に殺到し激しく泣き叫びながらビザを求めるユダヤ系難民の要請を受け入れることを決めたのです。本省の指示に反する形で、杉原氏は、通過ビザの発給に踏み切りました。以降杉原氏は、来る日も来る日も、寝る間も惜しんでビザを書き続けたと言われています。領事館が閉鎖される最後の一瞬まで、杉原氏は一人でも多くのユダヤ人の命を救うため、書き続けました。彼のビザによって救われたユダヤ人の数は、6,000人とも言われています[74]。

のちに杉原氏は、領事館の前で憔悴する子どもや老人を含む難民たちを見て、「とても（見過ごしていい）他人とは思えなかった」「その光景が忘れられなかった」と言っています。杉原氏が幼少期を過ごしたご家庭は、しばしば困っている人を自宅に宿泊させたり、食べ物を提供したりしていたと言われています。こうした経験から、杉原氏にとっての「家族」は、決して血縁関係だけに閉じる「小さな円」ではなく、同じ屋根の下で時間をともにした他者や、同じリトアニアという地で苦しむユダヤ系難民も、「大きな円」に含むことができたので

はないでしょうか。杉原氏の、人類愛にも通じるような家族感が根底にあったゆえの決断だったのではと、チャルディーニは解釈しています。のちに杉原氏は、上記の責任を問われる形で外務省での職を失い、家族とともに大変な苦労をしたようです。しかし、自身の信念に従い大量の人命を救ったこと、人間としての善を貫いたことについて、世界中から称賛の声はやみません。

　2つめの事例は、「地域」に関する話です。1941年、杉原氏が左遷を命じられたプラハ領事館に着任した半年後の出来事です。ナチスドイツから、ヨーゼフ・マイジンガー大佐が来日しました。マイジンガー大佐の要請は、日本に居住するユダヤ人コミュニティの排斥です。

　これに対し当時の日本政府は、人道的な立場から、まずは両者の言い分を聞こうということで、ユダヤ人コミュニティの指導者を招へいしました。日本側は、彼らユダヤ人指導者に対して、「なぜドイツはユダヤ人を憎んでいるのか。もし日本があなた方を助けるとするならばその理由は何か」と問いました。これに対し、ユダヤ人指導者ラビ・シモン・カリシュは答えました。「我々がアジア人だからです。あなた方日本人と同じように」。

　カリシュの発言の趣旨を補足すると、「あなた方日本人と、アジアという同じ『地域』を共有しているのは、我々ユダヤ人だ（ドイツ人ではない）」ということです。この原始的な、しかし根源的な「**地域を共有する一体性**」の訴えは、日本側の内集団意識を喚起させるに十分な効果があったようです。もっと言うと、日本とドイツという軍事同盟は一時的なものかもしれないが、同じアジア地域に帰属するアジア民族であるという「地域」と「アイデンティティ」の共有は、太古の昔から変わらないし、これからも変わりえないという示唆を与えたのです。日本政府はこの後、日本に在住するユダヤ人の命と安全を約束し、保証しました。

ともに活動する

次に、ともに活動することが、一体性を生むという話をしたいと思います。一緒に体を動かしたり、歌ったり、声を出したりといった共同活動によって、同じ集団（内集団）に帰属する意識が醸成されると、集団内の仲間から好意や支援を受けやすくなるということです。

さて、さまざまな形がある共同活動ですが、特に「**苦痛を共有する**」と強い絆が生まれ、一体性が生まれやすいようです。

苦痛の共有というキーワードで思い出すのは、遡ること30年近く前に参加した新入社員研修です。私は、人里離れた場所にある会社の研修所で、3か月強にわたり、数百人の同期と一緒に寝食をともにしていました。今思い返してみると、当時のプログラムは、まさにこの「苦痛を共有する」要素が、さまざまな形式で組み込まれていました。

研修はまず、2人1組の「夜間オリエンテーリング」から始まりました。制限時間以内に課題をクリアして完走することがゴールです。午後スタートのため、後半は暗闇の中、地図とコンパスだけを頼りに走りながらゴールする必要があります。学生気分の抜けない私たちは、ゲーム感覚で楽しもうと思いきや、ほどなくして、最高レベルの難易度で設計されていることに気がつくのです。最終的には、半べそをかきながら戻ってくる者、道に迷い棄権する者、時間切れで車に回収される者などが出る、大変つらいオリエンテーリングでした。恥ずかしながら、半べそをかいていたのは、我々のチームです。また、朝イチから一日中、アポイントなしで近隣の企業を訪問し、名刺を配ってくることなども厳しい体験でした。

当時の私は、「社会人の厳しさを教えられているのかな」とか、「根性を鍛えられているのかな」というくらいの認識でしたが、今プログラムの中身を思い返してみると、巧みに一体性が育まれるように設計されていたことに気づきます。同期入社の仲間たちが「同じ場所（研修所）」で寝食をともにし、楽しいことばかりではなく「苦痛体験」も

共有することで、3か月の間に強い連帯感が生まれます。ひいては、会社へのロイヤリティやモチベーションが向上することを、会社は企図していたのだと思います。

　そんな研修が終わった7月上旬、配属発表がありました。新入社員は、全都道府県にくまなく配属されるため、おおむねばらばらになるのですが、同期の絆は本当に強く、お互いに行き来しながら、同じ地域に配属された仲間は毎日のように遊び、励まし合いながら、入社後数年間の厳しい時代を乗り切りました。信頼できる同期たちがいなかったら、とてもとても入社後数年の厳しい時代を乗り切れなかったと思います。それから30年近く経った今でも、あの研修で同じ部屋で過ごしたメンバーは、単なる友達ではなく、自分の弱さを一番知られている戦友といった感覚があり、かけがえのない仲間（内集団）です。

　ここまで、7つの影響力の武器を概観してきました。皆さまは、どの武器を使っていますか。無意識に使っている武器があったり、逆にまったく使っていない武器があったり、あるいは自分の意志として使いたくないな、という武器もあろうかと思います。ただいずれも、長年にわたる潤沢な実証研究によって、その効果が証明されているものであるのは事実です。今は不要と思われる武器も、将来ここぞというときに役に立つかもしれません。また、何を考えているか読めない相手の真意を理解しなければならない、嫌われているかもしれない相手との関係を改善したい、なかなか距離が縮まらない相手の心を開きたいなど、難しい状況を乗り越える際の選択肢の一つとして、7つの武器を隠し持っておくことは、決して無駄にはならないと思います。

第2章

ボス・マネジメント
（上司マネジメント）

上司をマネージする

　ビジネススクール（経営大学院）の教員は、日々学生から仕事上の悩みを聞いています。その論点は多岐にわたるかと思いきや、突きつめると大多数の悩みは、「上司や部下との人間関係における齟齬」に収れんするのです。人が退職する場合の最大の理由は、上司との関係性だと言われます。放置しておくと、精神的に負荷がかかるだけではなく、貴重なキャリアを棒に振ってしまうかもしれないほど、最も身近な存在である上司との関係性に悩む人は多いようです。

　私は、上司について不満に思って愚痴を言ったり、悩んだりする時間は、1秒たりとも無駄だと思っています。そんな時間があるならば、以下の「**ボス・マネジメント**」を参考にして状況を分析し、関係を改善する動きを明日から始めることをお勧めしたいと思います。特に、あなたに部下がいる場合、もしあなたと上司の関係が悪い場合、部下も含めたあなたのチーム全体が、上司から悪く思われ、不利益を被るかもしれません。つまり、特に部下がいる方は、上司と良い関係を築くことそれ自体が、管理職としての大事な仕事の一つだという認識が必要だと思います。

　そしていつも気になるのは、上司との関係性の悩みを話すとき、多くの学生が、言いにくそうに、遠慮がちに話すという点です。なぜでしょうか。

第3部　パワーの行使

振り返ってみると、英国ロンドンで働いていた頃、同僚が上司との関係性について「深刻に悩んでいる」「ひそかに相談する」という状況には、日本で働いていた頃ほどは遭遇しませんでした。もちろん、はたから見るとうまくいっていない上司－部下関係もありましたが、当人と話してみると、すでに転職を考えており意に介していないとか、そうでない場合は、「ボス・マネジメント、もっとうまくしないとね！」といった具合に、明るく、あるいはシニカルに、そして何よりも共通してドライに、上司との関係性を認識しているように見えました。

　日常会話の中でも、「Asuka、それはボス・マネジメント的にはイマイチよ」といった軽口が飛び交います。上司を積極的にマネジメントするという意味の「ボス・マネジメント」が、基本科目として広い世代に共有されているように感じました。上司に対してひたすら耐え忍んで辛酸を舐めるというよりは、むしろ**積極的に上司を上手にマネージし、仕事をしやすい環境は自分でつくるのだ**というしたたかさをもつ人が多いです。多国籍都市であるロンドンならではの風景なのかもしれませんが。

　日本では、「ボス・マネジメント」という言葉はまだそれほど浸透してないように思います。もしかすると、「上司を部下がマネージするなんて失礼な話だ！」といった感覚をもたれる方もいらっしゃるでしょうか。ただ私は、学生の悩みを聞くたびに、上司との関係性を固定的に、開けられないブラックボックスのように考えるのではなく、「論理的に整理して解決し好転させられるものである」というドライな思考をもつと、ずいぶん楽になること、そしてむしろ解決に近づくことを伝えています。以下にそのポイントをいくつかご紹介していきます。

あなたは反依存型？　過剰依存型？

米国ハーバード・ビジネス・スクールの経営学者ジョン・コッターは、上司に対する部下の気質は、大きく2つの型に分類できると言っています。

反依存型

1つは、「**反依存型**」です。上司を「行く手を阻む敵」「障害」「忌避すべき対象」と見てしまい、最悪の場合は度を越えた対立に発展する傾向のある人を指します。ただ、こうした反依存型の人ほど、部下にとっては優しく、頼りになる上司で、部下から慕われているケースも多いようです。とはいえ当然ながら、言葉遣いや、声のトーン、目つき、態度などから、部下の反依存性に上司は容易に気づくものです。部下の敵意を感じた上司は、場合によっては、部下の昇進を阻み、排除する方向に動くかもしれません。上司は、評価の権限、昇進昇格について進言する権限、異動を申請する権限、仕事をアサインする権限、人事部にさまざまな情報をインプットする権限など、多くの権限を持っているのです。

過剰依存型

もう1つは、「**過剰依存型**」です。「上司は絶対」という妄信的な価値観をもち、自分の意見や感情は表さず、ひたすら上司に追従する傾向のある人を指します。さて、このような過剰依存型の部下は、上司から可愛がられ良い関係を築きやすいと思われますか？　短期的には、イエスマンの部下を好む上司はいるかもしれません。しかし長期的には、そういった上司であっても、自分の意見を主張しない部下に

対して徐々に物足りなく感じられるようになり、過剰依存型の部下を評価しなくなる場合が多いようです。

現実的な上司感をもつ

　上司に対しては、誰もが、完全に中立（ニュートラル）にはなりにくく、反依存型か過剰依存型のどちらかの傾向が強めに表れやすいと言われています。ですから、もしあなたが、いずれの傾向にも偏らず、完全に中立だと言い切れるとしたら、それは本当に素晴らしいことです。大変練られたボス・マネジメントをすでに実現されている、貴重な少数派と言えるかと思います。

　留意すべきは、反依存型も過剰依存型も、いずれも非現実的な上司観であるということです。なぜなら、上司もあなたと同じ、不完全で、間違いを犯すかもしれない人間に過ぎないからです。そして、そもそもいずれの傾向も、「上司への過剰な期待」から生じます。上司はこうあるべきといった過剰な理想像をもつから、上司の欠点が目につき、失望し、反依存型に陥ることになります。また、上司を理想化しすぎるあまりに過剰依存型になっている場合、その理想が崩れる出来事があると、今度は一気に「そんな上司は信じられない」と、反依存型に転向するケースもあります。読者の皆さまには、上司への過剰な期待から自由になってほしいと思います。

　ではどうすれば自由になれるかというと、**上司と一定の精神的な距離を保つ**というのがお勧めです。上司と物理的に離れることは難しいですが、精神的に、上司から一定の距離、感情的になりすぎない距離を置くことができれば、同じ風景も違う様相を呈してきます。上司に対する現実的な視点をもつことが、ボス・マネジメントの最初の第一歩です。

上司が昇格すればあなたの昇格も早まる

　私は、大学を卒業してから約10年、伝統的な日本の製造業で働いたのちに、外資系の戦略コンサルティングファームに従事しました。終身雇用で年功序列、家族的な社風の製造業から、いわば真逆の、Up or Out〔アップ・オア・アウト：昇進するか（Up）、昇進できなければ退職せざるをえない（Out）、2択の選択肢のみが存在する厳しい競争的な社風を指す〕のコンサルティングファームに転じて最も驚いたのは、そこで繰り広げられていた「人間関係のサバイバルゲーム」です。

　コンサルティングファームの仕事の進め方の基本は、案件ごとに都度メンバーが招集され、3か月や6か月といった期間を通して、朝から晩までメンバーが一丸となって激務を乗り越えるというものです。ゆえに、仕事をしたいならば、まずはそのプロジェクトメンバーに選ばれるための社内競争を勝ち上がらねばなりません。そして、（今は事情が変わっているかもしれませんが）私が所属していた頃のファームでは、プロジェクトで2回悪い評価を受けると退職、という噂がまことしやかに共有されていました。結果、コンサルタントが文字どおり生き残るためには、仕事の能力を高めるのは当然のこととして、「他の誰でもなく自分をプロジェクトで使ってもらうこと」、そして何より「良い評価を得ること」を実現しなくてはならないのです。

　すると何が起こるか。若さあふれる20～30代の新米コンサルタントたちがこぞって、案件を持っているパートナーと積極的に個人的な人間関係をつくろうとし、評価権限を持つプロジェクトリーダーとの良好な関係づくりに邁進するのは、当然の帰結でした。当時の私は、このゲームのルールもわからず、勝ち抜く覚悟ももてずに、これが資本主義の最先端かとただ圧倒されていました。

　そんな日々の中で、ロンドン勤務時代のある日、世界最高のアセッサーと称されていた米国人の上司の言葉に膝を打ちました。「上司と

部下は同じ船に乗っているようなものだ。お互いに成果を出して、褒め合って、一緒に昇進するんだよ。これが win-win」。

なるほど、彼の言動を見ていると、評価する部下については、意識的に大勢の前で褒めたたえ、鍛え、機会を与え、結果を出したならば昇進させています。結果として、着実に自分の配下が増え、どんどん大きな役割を獲得していくのでした。彼のふるまいは徹底しており、上司や部下、顧客先との関係を職場だけの関係に終わらせず、随所にパーソナルな関係性を追加します。チームを自宅に招待し、クリスマスには素敵なカードとプレゼントを贈ります。すべてのベースとしての仕事のパフォーマンスも、当然ながらピカイチです。ここまですれば、彼を慕う人間が増えるのは当然です。まさに公私ともにプロフェッショナリズムを体現する、一つの世界最高峰レベルの仕事の進め方を目の当たりにして、それまでの幼稚な自分の意識が大きく変わりました。

上司をマネージする5つのアクション

さて、このあたりで、上司マネジメントについて体系的な話をしたいと思います。上司と良好な関係を築きたい、信頼されたい、評価されたいと考えるならば、具体的にどんな行動をとればよいのでしょうか。

米国はもとより世界各国で話題となった『Influence Without Authority（影響力の法則：現代組織を生き抜くバイブル）』[75] の中で著者アラン・コーエン、デビッド・ブラッドフォードらは、次の5段階のアクション（ 表4 ）を推奨しています。

表4 上司をマネージする5つのアクション
（アラン・コーエン、デビッド・ブラッドフォードによる）

1. 仕事で成果を出す
2. 上司のディスカッション・パートナーになる
3. 信頼できる情報源となる
4. 上司の味方・支援者になる
5. 上司の代行として動く

仕事で成果を出す

第1に、大前提として、「**仕事で成果を出す**」ということです。理想的には、上司の期待を上回る成果を、期待される納期より前に上げること、頼まれたどんな仕事についても懸念を抱かせないということです。これは、ボス・マネジメントの第一歩、最低限の前提ということになります。

上司のディスカッション・パートナーになる

第2に、「**上司のディスカッション・パートナーになる**」ということです。はい、一気にハードルが上がります（笑）。つまり、上司が何かを決断する際に、「ちょっと〇〇さんと話してみよう」「〇〇さんならなんと言うかな」と顔が浮かぶ人になろうということです。あるいは、「ちょっと〇〇さんとブレインストーミングしてみよう」というのもよいですね。

テーマは、あなたの専門性であったり、外部環境分析、データ分析、戦略立案だけではなく、あなたの地頭のよさや会話力であったり、さまざまな切り口がありえます。平素から、上司にただただ追従して有意義な意見を言っていない場合には、残念ながら顔を思い出してはもらえないでしょう。日頃から勉強を積み重ねておき、上司に問われたときや、ここぞという場面では、自身の意見をプロフェッショ

ナルに発言する。その蓄積の先に、ディスカッション・パートナーという役割が得られます。

あらゆる機会を捉えて、あくまでもさりげなく、上司にとって有用なあなたの価値を見せておく、そんなプレゼンテーション能力も不可欠ですよね。

信頼できる情報源となる

第3の「**信頼できる情報源となる**」ことも重要です。特に、日頃多忙な上司には見えにくい、現場で起きていること、顧客や競合の動向、メンバーの状況、はたまた上司の公私にわたるあらゆる関心事について、上司にとって信頼できる情報源になっていますか？ 究極的には、上司のプライベートの相談を受けるという状態にまでいくと、本物ですよね。

余談ながら私の経験をお話しすると、かつてある上司と良い信頼関係ができており、日頃から、組織や人、業務について話すようになっていました。少しすると、お子さんの教育やご家族の状況についても、折にふれて聞く機会が増えました。最後には、お子さんの留学先の選択について、具体的な相談を受けていました。そうなると、何が起こるか。とにかく仕事がやりやすくなりました。私の提案や報告、日々の業務の諸々について、まずは「肯定」スタンスから話が始まるようになります。当然、業務上必要な社内手続きをスキップすることはありませんが、自分の想定どおりにさまざまな仕事（特に社内の仕事）を進めやすい環境になりました。

今さら言うまでもありませんが、仕事の会話しかしないという関係性よりは、仕事周辺のアジェンダや、プライベートの話を共有している関係性は、やはり強固になりやすく、気安さも増し、信頼感が高まります。断然、一緒に仕事がしやすくなります。すると、さて何かをやりたいというときに、前提の信頼があるゆえに、ゼロからすべてを

説明せずともスムーズに話が進むというのは、多くの皆さまも実感されるところではないでしょうか。当然、これが行きすぎると、慣れ合いなどのリスクが生じえますので、一線を越えない注意は必要ですが、その手前でコントロールできるならば、上司との関係性が強固になるに越したことはないでしょう。

上司の味方・支援者になる

第4に、「**上司の味方・支援者になる**」ことです。これは、上司にへつらうとか、お世辞を言うのとは異なります。真摯に上司を立て、上司の味方として支援し、上司の利益となることを積極的に行い、必要ならば上司のために説明や弁護もするということです。いわゆる本物の「右腕」としての行動全般を示します。ここまで来れば、上司はあなたに全幅の信頼を置き、最後の段階に進む準備が整ったと言えるでしょう。

上司の代行として動く

最後は、いよいよ「**上司の代行として動く**」という段階です。第1から第4までが実現されたならば、あなたは上司の後継者の一人という位置まで昇格している可能性が高いでしょう。

ただここで注意すべきは、天狗にならないということです。上司から全幅の信頼を得ていることをもって虎の威を借る狐にならないこと、突如として傲慢になり当の上司からの信頼まで失うことがないように。好事魔多しです。

常に良い上司に恵まれるとは限らない

いかがでしょうか。

こんな、上司をマネージするプロセスなど意識せずとも、あなたがありのままの姿で上司と接し、自然に良好な関係性が築かれ、あなたの業績が正当に認められ、順調に昇進できるのであれば、それが何よりも理想的な姿だと思います。策を弄しすぎると、相手にそれが見えてしまい、逆に不信感をもたれるリスクも十分にありえます。とはいえ、部下は上司を選べません。長いキャリア生活、常に良い上司に恵まれるとは限らないですよね。

人の成長という意味では、実は、非常に優れた上司か、非常に悪質な上司のいずれかについた場合に、人は大きな学びを得て成長しやすいようです。中庸な上司の下では、部下の成長は最大化されません。したがって、悪質な上司とのつらい時間も、長い目で見れば、無駄ではありません。とはいえ、上司との関係で悩み立ち止まる時間は、1分1秒でも短縮したいものです。今、上司との関係に課題を感じている読者の方は、ぜひこの5つのアクションに取り組んでみてください。ここまでやっても改善しなければ、諦めもつくというものです。ご健闘をお祈りしています。

第3章 部下マネジメント

部下はマネージしすぎない

今、中間管理職受難の時代と言われています。「働き方改革で、とてもじゃないけれど非管理職の部下に大量の仕事は渡せない、一方で、上司からの目標は下がる気配がなし。間に挟まれる中間管理職がこれを吸収せざるをえなくなり、仕事量もストレスも多大である」という状況が身の回りで起きていませんか。

そんな時代だからこそ、部下マネジメントの重要性が増しています。部下マネジメントに優れる管理職は、適切に権限移譲ができ、空いた時間により価値ある仕事に集中できます。また、適切なマネジメントで部下が自走できれば、目標達成の確度も上がるというものです。中間管理職受難の時代を生き抜く肝は、適切な部下マネジメントであると、私は確信しています。

上司が陥りがちな罠

部下をもつ皆さま、あなたは部下マネジメントにおいて、何がうまくいっていて、どこに課題があるかを把握できているでしょうか。ここで、まずは現状把握を行うために、4つの**「上司が陥りがちな罠」**をご紹介したいと思います。

第1に、部下の気持ちに配慮せずに強硬に物事を進めようとすること（事を急ぐこと）です。
　第2に、自分のパワーアップだけに注力し、部下への権限移譲やパワーの譲渡を行わない、むしろパワーを独占する方向に動くことです。
　第3に、何らかの結果が出た暁に、自分だけの手柄にすること。
　そして第4に、一定の成果を出した後も、保身に走り、ポジションに居座り続けることです。
　極端に悪いふるまいの例なので、当てはまる方は少ないかもしれませんが、いずれかの「傾向」が自分にないか、ぜひ胸に手を当ててみてください。その傾向は、潜在的なリスクです。潜在的なリスクとは、今、平時には表出していないかもしれませんが、強いストレスがかかったときや、恒常的にプレッシャーを受け続けると出てくるかもしれないリスク、という意味です。あらかじめそんなリスクを知っておけば、万一現れたときにも「来た来た」と余裕をもって対処し、コントロールすることができると思います。
　部下マネジメントを考える際には、まずこれら4つの、明らかに「アウト」なふるまいを排除することから始めたいものです。

「部下」ではなく「対等に目標を達成するパートナー」

　では次に、あるべき姿について話を進めていきましょう。
　何よりも重要なのは、上司側のマインドセット（心構え）だと思います。まず、部下を自分の「下」のメンバーという位置づけではなく、**「対等に目標を達成するパートナー」** と位置づけることができるかどうか。そもそも、部下が奮闘し実績を上げてくれるからこそ、上司のあなたもチームとしての業績を上げられるわけです。逆に、もし部下が機能しなければ、チームとしての目標達成は難しくなるわけですから、**両者は相互依存関係にある**ともいえます。上司と部下の関係は、

「上下」関係ではなく、目標に向かって一緒に邁進する「対等なパートナー」関係であるというマインドセットをもてるかどうかが、リーダーにとって最初の大きな分かれ道だと思います。

そしてこの違いを、部下は敏感に察知し、見分けることができます。というのも、上司は部下のことを理解するのに3週間程度かかる一方で、部下は上司のことを3日で理解できるそうです。部下は上司のことをじっと見ているからです。上司の決断の根拠は何だろう、上司の好きな仕事の進め方は何だろう、はたまた上司の機嫌はどうしたらよくなるのか、何に怒るのだろう、などなど。部下はたった一人の上司をじっと見ているので、短期間で理解できるのです。他方、上司は複数の部下をもっているがゆえに、どうしても一人ひとりを理解するまでに時間がかかります。人によっては、部下は駒として、そもそも真剣に部下を理解しようとしない上司もいるかもしれません。

一人ひとり異なる「動機の源泉」を理解して刺激する

次に重要なのは、部下一人ひとり異なる「**動機の源泉**」を正確に理解し、**現在の仕事の一部とそれをつなげてあげる**ことだと思います。

人が何に動機づけられるか。心理学的にはその要因は多岐にわたります。ある人は、他者を支援することに喜びを感じますが、何よりも目標を達成することに価値を見いだす人もいます。とにかく他者に勝つことに喜びを見いだす人もいれば、勝ち負けよりも純粋に知的好奇心が満たされることに動機づけられる人もいます。ご自身の部下一人ひとり異なるであろう動機の源泉を正確に把握できれば、心のどのボタンを押せばその部下を動機づけることができるかが明瞭になります。

それでは、具体的にはどのようにすれば部下の動機づけを促すことができるのでしょうか。人を動機づける方法は、大きく分けると2

つの方法があります。外発的動機づけと内発的動機づけです。

外発的動機づけ

　外発的動機づけとは、目に見える報酬や評価、あるいは競争、脅しといった方法で、人を動かすことを指します。この方法はたしかに、短期的には有効です。他のどんな方法よりも、思うように人を動かすことができるかもしれません。一方、難しいのは、外発的動機づけはなかなか長期的に維持しにくいという点です。長期的に維持するためには、たとえば、報酬を上げ続ける、さらに厳しい競争を促す、厳しい脅しを与えるといったように、管理し続ける必要があります。

内発的動機づけ

　一方の内発的な動機づけが機能した場合の状態とは、人が、その活動をしていること自体に喜びを感じるため、たとえ報酬をもらわずとも自発的に活動する、活動し続ける状態です。結果、専門性や能力が磨かれやすく、高いパフォーマンスにつながりやすいという利点があります。いわば「心に火が灯っている」状態とも言い換えられるでしょう。特に、定型業務（ルーティンワーク）よりも、イノベーションといった新たな価値を生み出すことが必要な仕事においては、内発的動機づけが必須です。イノベーションを起こすためには、通勤中も食事中も暇さえあれば考え続けてようやく、ふとしたときに新たなアイデアが浮かんでくるといった要素も必要です。こうしたことは、外から強制的に動機づけられるものではなく、動機の源泉が自分の中にないと起こりにくいものです。

　そして、内発的動機づけの最大のメリットは、外発的動機づけとは異なり、一旦刺激されると対象物への興味が消えない限りは継続するという点です。つまり、報酬を上げ続けたりさらに厳しい競争を促し

たりといった継続的な管理が不要なのです。したがって、会社側、上司側からすると、部下の内発的動機が刺激されている状態は、そうでない場合よりも、圧倒的にROI（Return On Investment：投資収益率）が高いということになります。部下一人ひとりの内発的動機が刺激されている状態を実現できれば、チーム全体のパフォーマンスが上がりやすいわけですから、部下の動機の源泉を特定しそれを刺激する意義は大きいということです。

万一、部下の内発的動機と現実に乖離があるとしても、たとえば何らかのプロジェクトといった形で仕事の一部にでも、内発的動機と関連づけることができると、他の仕事への意欲にも良い効果が得られます。最高にエキサイティングな仕事や、心から楽しいと思える仕事が一つでもあれば、それほどでもない他の仕事への活力が生まれてくる、ルーティンワークも何とか頑張れるようになるという心理状況は、皆さまもご経験があるのではないでしょうか。

部下の成長を最大化するには

さて、部下の内発的動機づけが刺激される状態が実現できたところで、次に考えるべきは、何によって成長させるかという論点かと思います。

本書冒頭でご紹介した「脱線研究」を始めとする、リーダーシップに関するさまざまな研究を行っている創造的リーダーシップ・センターが、「人を成長させる経験」についての調査を行っています。米国のエグゼクティブに、「あなたを最も成長させた経験は何ですか」と尋ねたのです。

結果は、最大の34％は、**修羅場、公私の苦難**と答えました。たとえば、事業の失敗、降格、左遷、みじめな仕事、キャリアの頓挫、部下の解雇など、仕事において相当深刻な経験が並びます。プライベー

トにおける修羅場としては、大病や離婚などが挙げられました。人は、ひどい苦痛を経て学び、大きく成長するようです。

次いで27％は、**チャレンジングな目標**です。つまり、難易度の高い仕事です。たとえば、事業をクローズする、海外で新たなオフィスを立ち上げる、リストラ、会社にとってクリティカルなプロジェクトの牽引など。OJTの要素と言えるでしょう。

次に22％の人は、**周囲の人**と答えています。ロールモデルやメンター、社内の支援者、外部のコーチ、同僚、かつての上司、学生時代の友人など。人は、1対多よりも、1対1の関係性の中で成長しやすいことを証明しているようです。

そして最後17％は、**各種Off-JTの研修や大学院での学び**という結果でした[76]。

優秀な部下こそ旅をさせよということですね。好んで修羅場を求める人はいないでしょうが、部下の成長を長期的な視点をもって支援する、成長を促すであろう困難な経験や場を積極的に与える、もっと言うと用意してあげることができる上司になりたいものです。

優秀な部下にとって最高の報酬とは

ところで、優秀な部下にとって最高の報酬とは、何だと思いますか。スピーディな昇格でしょうか。高額な報酬でしょうか。大組織を率いる経験でしょうか。もちろん、これらいずれもあるに越したことはないでしょうが、多くの優秀な人間は、「挑戦的で（チャレンジングで）わくわくする（エキサイティングな）次の仕事」と答えるようです。組織としては、特に優秀な人間には、少しでも長く、気持ちよく働いて、成果を出してほしいものです。であるならば、意欲が継続するような挑戦的でわくわくできる仕事や場を提供する、ロールモデルになるような人間を紹介する、好奇心を刺激するような情報を提供する、

といったことくらい、朝飯前に行う上司になりたいものです。部下をマイクロマネージする暇があったら、部下それぞれの内発的動機や好奇心が刺激されるような支援をクリエイティブに考え、惜しみなく提供する。そんな上司は、自ずと部下から慕われ、自身の仕事にも熱が入り、チームの雰囲気もよくなり、業績も上向くでしょう。ご自身のリーダーシップでポジティブな渦を起こすことができた暁には、上司自身の内発的動機にも火が灯るようになると思います。

有能な上司の4つの秘策

　最後に、有能な上司が、部下を始めとして広く自分が依存しなければならない人たちに対してとる秘策についてお話ししたいと思います。
　上司と部下が相互依存関係であるというのは前述のとおりです。管理職はまた、仕事で関係する他部署の人間や、業務提携先、大顧客などとも依存関係にあります。自分と自組織の目的達成のために、部下と彼ら関係者の協力が必須だからです。
　有能な管理職は、こうした関係を有意義な依存関係（win-winの関係）にするために、4つの秘策を実行しているようです（表5）[77]。このような秘策はなかなか共有されませんが、実際のところ非常に有効なパワーの増強方法です。一つひとつ見ていきましょう。

表5　**有能な上司の4つの秘策**
　　　（ジョン・コッターによる）

1. 感謝や恩義を感じさせる
2. 豊富な経験や知識の持ち主として信頼される
3. 「この上司とは波長が合う」と思わせる
4. 「この上司に依存している」と自覚させる

感謝や恩義を感じさせる

　有能な上司は、依存している相手と「本当の友情」を築こうとする人が多いようです。たとえば、部下の興味のあることの情報をさりげなく共有したり、部下の家族を気にかけたり、部下の家族を交えたつき合いをします。端的に言うと、「部下が感謝するような行動」を日々心がけて行うということです。感謝を感じた部下は、一定の許容範囲内であれば、その上司に多少コントロールされてもよい、指示を聞こう、協力しようという心境になりやすいでしょう。

　そして有能な上司は、自分に感謝や恩義を感じ報いてくれそうな部下を大切にします。必然的に、両者の相互依存関係は強固になるのです。強固な関係で結ばれた上司と部下は、一緒に協力してパワーを発揮していく「ワンチーム」になる確率が高まります。

豊富な経験や知識の持ち主として信頼される

　2つめに、「特定分野の圧倒的な専門家として認識される」という方法も有効です。自分の専門分野については、労を惜しまず、問い合わせに積極的に回答をしたり、重要な会議で率先して発表したり、講演をしたりといった、自分の専門性のデモンストレーション活動に一定期間コミットすると、あなたの専門性は徐々に組織内で広まり始めます。さらに、この周囲に認知された専門性を、自分一人で独占するのではなく、喜んで同僚に共有する余裕があるならば、より信頼されることになります。

「この上司とは波長が合う」と思わせる

　3つめの方法は、部下が自然と「上司と気が合う、共感できる、波長が合う」と思うように仕向けるということです。波長が合うといっ

ても、深く趣味を共有しているとか、何時間も話し続けられるといった、プライベートの親友レベルのものでなくとも構いません。たとえば、チームでランチをする際に、部下の話をよく聞き、興味をもって質問を投げかけることで、部下の記憶に「上司と楽しい時間を過ごせた」という感情が残るといった程度のことでも有効です。もっと直接的には、上司が行った仕事上の判断が自分のそれと近いと感じる、というのもあるでしょう。上司側としては、部下との類似性につながるものに敏感であることが重要なのです。

上司と波長が合うと感じた部下は、本人が意識せずとも上司への帰属意識や従属意識が強まり、気がつくと、上司の強力なフォロワーになっているでしょう。

「この上司に依存している」と自覚させる

最後4つめの方法は、相手に「上司に依存していること」、そして「助けられていること」を自覚させるという方法です。相手に依存していることを明確に認識すると、人はその相手に協力しようとする傾向がより高まるからです。

ではどうやって自覚させるのか。わかりやすく有効な方法は、「権限」を獲得して、その権限を使う意思があることを相手に伝えるということです。権限とは、決定権、予算管理権、評価権、仕事の配分権などです。「自分は何を決めることができ、組織のためにこの権限を行使して○○のように仕事を進めていくつもりだ」といったコミュニケーションが必要になりますね。

さらに上司は、優秀な部下に対しては「自分の裁量で」新たな機会を提供していくことも重要です。たとえば、自分の推薦で部下を幹部候補研修に参加させる、自分の裁量で部下を一つ上位の会議に参加させるなどです。上司の権限や推薦（好意）のおかげで新たなチャンスをもらった部下は、心理的に上司に依存しやすくなるでしょう。

有能な上司は、部下を「強制的に動かす」のではなく、部下が「**自発的に動く状況をつくる**」ことに注力するのです。そんな状況をつくるためには、時間を投資して部下を理解し、友情に発展させ、波長が合うと思わせながら、依存していることも自覚させることが効果的だということです。

第4章

コンフリクト・マネジメント

　本章では、「**コンフリクト・マネジメント**」を取り上げます。つまり、組織を率いていく中で生じる「摩擦や対立を適切に解決し予防する」ための具体的な手法を身につけようという趣旨です。まず、ご自身とチームの現在地を正確に理解したうえで、具体的な手法を身につけていきましょう。摩擦や対立を当事者として解決するだけではなく、管理職としては、部下同士の摩擦や対立を収めていく必要がありますよね。長期的に安定した組織を築いていくうえで、コンフリクト・マネジメントは必須のスキルだと思います。

看護現場で求められる高度なコンフリクト・マネジメント

　看護師の職場では、特に高度なコンフリクト・マネジメント・スキルが求められると思います。そもそも看護現場には、常に、他の看護師や医師、その他の医療職、サポートスタッフ、患者とその家族など、背景のまったく異なるステークホルダーが混在しているという複雑性がありますよね。さらにその集団は、ときには人の命に関わる緊張感のある状況で、患者にとってベストな治療を提供するという大命題があるため、その過程においては多少の摩擦や対立は不可避であると言えるかもしれません。

　加えて昨今、医療現場の多様化が進む中で、フルタイムの医師や看護師のみならず、さまざまな働き方が生まれ、外国籍の医療職も増え

ているようです。職場の多様化は、長期的にはメリットが大きいものの、短期的には一定の摩擦や混乱を生みがちです。

そんな難易度の高い職場において、もしあなたが優れたコンフリクト・マネジメント・スキルを身につけられたならば、ご自身の、そしてチーム全体の問題を解決し、ストレスを軽減することができます。すると、より前向きな気持ちで患者のケアに集中でき、ひいては仕事全般のパフォーマンスが向上するといった長期的なメリットにつなげられると思います。

また、「調整は得意だ」というあなたも、ぜひこの機会に今一度、理論とご自身の手法を照らし合わせてみてください。論理的に整理することで、より再現性の高い確かなコンフリクト・マネジメントが体得できるかと思います。また、後進やチームメンバーへ展開する目的でもこのスキルを習得いただければと思います。

摩擦や対立にどう反応するか
―― コンフリクト・スタイル

人が摩擦や対立に遭遇したときとりがちな反応を「コンフリクト・スタイル」と呼びます[78]。たとえば、摩擦を避けがちなのか、いやいや徹底的に衝突して勝とうとする傾向が強いのか、または双方が納得する解をひたすら模索するのかなど、いわば、コンフリクトに対する反応類型を指します。

この反応類型は、もって生まれた資質や人生経験、家庭環境によって形成され、成人した頃にはおおむね確定し、その後は変わりにくいと言われています。またこの傾向は、人生のあらゆる場面で顔を出し、類似した反応を繰り返すようです。

ただし、組織を率いる読者の皆さまにぜひ伝えたいのは、これまでの人生で培われたコンフリクト・スタイルは変わりにくいものの、**状況に応じて他のスタイルを選びとることも可能**だということです。生

来のスタイルを変える必要はありません。しかし、他のさまざまなコンフリクト・スタイルの良い点・悪い点をよく理解すれば、少なくとも職場では、時々に**とるべきスタイルを自ら選択する**ことができるでしょう。

ご自身のスタイルを状況に応じて調整するコントロール力は、リーダーの必須要件です。逆に言うと、職場での対立に際して、ご自身の（もしかすると）リスクがあるスタイルをそのまま露呈するようであれば、それはすなわちリーダーシップ・リスクとなります。

コンフリクト・スタイルの分類

図5 をご覧ください。米国ウェスタン・ケンタッキー大学の経営学者アフザルー・ラヒムは、縦軸に「他者への関心（協調性）」の度合い、横軸に「自己への関心（自己主張性）」の度合いをとり、摩擦や対立に対して人間がとりがちな反応（コンフリクト・スタイル）を5つに分類しました[78]。

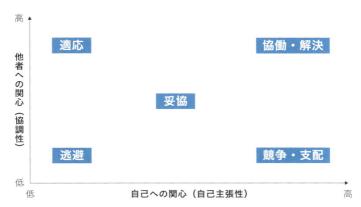

図5 コンフリクト・スタイルの分類
出典：Rahim, M.A.: Managing Conflict in Organizations (4th ed.). Transactions Publishers, 2011

自己主張も協調性も低い場合は、摩擦から「**逃避**」しがちであり、自己主張が低く協調性が高い場合は「**適応**」しがちです。

　また、自己主張が高い一方で協調性が低い場合は「**競争・支配**」反応をとりがちであり、両者が高い場合は「**協働・解決**」に至るようです。

　いずれも中庸の場合は、「**妥協**」スタイルをとりやすいということを示しています。

自分のコンフリクト・スタイルを知る

　それぞれのコンフリクト・スタイルについてくわしく見ていく前に、まずはあなたのスタイルを特定してみましょう。

　表6 に示した25の質問について、2つのケース（A：職場でのあなた、B：家族と一緒にいるあなた）に分けて回答してください。加えて、職場から1人、家族や親しい友人などプライベートで近しい方1人から同じ質問に回答していただくと、自己評価と他者評価の両方が得られますから、より正確です。表6 に示した1から5の選択肢でご回答ください。

　回答終了後に、表7 の集計表に沿ってそれぞれのスコアをご記入ください。最も高いスコアとなったスタイルが、あなたのコンフリクト・スタイルとなります。

表6 コンフリクト・スタイル特定の質問表

選択肢：1＝まったく当てはまらない、2＝まれに当てはまる、3＝ときどき当てはまる、
　　　　4＝頻繁に当てはまる、5＝いつも当てはまる

No.	A	B	質問
1			私は対立を避ける
2			私は自分の意見を通すために影響力を行使する
3			私は問題を解決するためにしばしば妥協する
4			私はおおむね他者の要求に応えようとする
5			私は自分たち全員が受け入れやすい解決策を見つけるために、さまざまな調査をする
6			自分と他者の考え方の違いについて、あまり表立って議論はしない
7			自分にとって有利な決定を得るために自分の権力を行使する
8			私は行きづまっている状況を打開するためなら妥協策をとる
9			私は他者の希望を聞き入れがちだ
10			私は自分の考えと他者の考えを組み合わせて他者と一緒に問題を解決する
11			私は他者との摩擦や意見の相違がある状況を避けようとする
12			私は自分の専門性を総動員して、自分にとって有利な決断をする
13			私は事態を打開するため、妥協案をとる
14			私は他者の要望を受け入れがちだ
15			私は自分にも他者にとっても納得できる解決策をとろうと努力する
16			私は他者と衝突してしんどい気持ちになりたくないので、反論は口にしない
17			私は自分の希望や立場を変えずに貫く
18			私は他者と交渉して妥協案に合意しがちだ
19			私は他者の提案を受け入れがちだ
20			私は問題を解決するため他者と情報を交換し合う
21			私は他者とネガティブな感情のやりとりをするのが苦手だ
22			私はときどき、勝つために権力を行使する
23			私は妥協案で妥結するため他者に恩を与えてその見返りを求める傾向がある
24			私は他者の自分に対する期待に応えようと努力する
25			私は問題解決のためなら、さまざまな懸念を周囲に明らかにすることもいとわない

出典：Rahim, M.A. & Magner, N.R.: Confirmatory factor analysis of the styles of handling interpersonal conflict: First-order factor model and its invariance across group. Journal of Applied Psychology, 80(1), 122-132, 1995; Hocker, J.L., & Wilmot, W.W.: Interpersonal Conflict (10th ed.). McGraw-Hill, 154-155, 2018 をもとに筆者訳、一部改変

表7 集計表

No.	A	B	No.	A	B	No.	A	B	No.	A	B	No.	A	B
1			2			3			4			5		
6			7			8			9			10		
11			12			13			14			15		
16			17			18			19			20		
21			22			23			24			25		
計			計			計			計			計		
逃避			競争・支配			妥協			適応			協働・解決		

出典：Hocker, J.L., & Wilmot, W.W.: Interpersonal Conflict (10th ed.). McGraw-Hill, 155, 2018 をもとに筆者訳、一部改変

　ご自身のコンフリクト・スタイルが特定できましたね。職場とプライベートで、違いはあったでしょうか。過去の結果を見てみると、職場とプライベートでまったく異なるスタイルを呈する人もいるようです。たとえば、職場では「競争・支配」しがちである男性が、妻や家族の要望は全面的に受け入れ「適応」しがちである、あるいはその逆といった具合です。

　また、自己評価では自分を「協働・解決」型と評価するものの、周囲からは「競争・支配」型とみられている人が非常に多いのも事実です。「こうありたい」という希望的観測ではなく、過去の具体的な摩擦や衝突の場面を複数思い出し、それぞれの場面で実際どういう行動をとったかという事実に沿って回答すると、自己評価だけでも精度の高い結果が得られると思います。

5つのコンフリクト・スタイルを理解する[79)81)]

　では次に、それぞれのコンフリクト・スタイルについてくわしく見

ていきましょう。すべてのスタイルにはメリットとデメリットがあります。ゆえに、リーダーであるならば、自分のスタイルにとらわれすぎず、状況に応じて最適なスタイルを選びとることができると理想的だと思います。

逃避スタイル：自己主張も協調性も低い

あまり主張せず協調性も低い人は、対立する状況を避け、逃避する傾向があります。その摩擦が取るに足りないことであったり、他に摩擦を解決してくれる人がいたりする場合には、逃避は賢い選択にもなりえます。逃避をすることで深刻な摩擦を避けるのも、利点になりますよね。

一方で、他者の目から見ると逃避は、「勇気が欠けている」とか「常に変化から逃げている」とか「そもそもやる気がない」と見えなくもないようです。実際、逃避スタイルの多いチームの士気は上がりにくく、コミットメントや成果も期待しにくいと言われています。

また、逃避によって問題解決は先送りにされがちです。問題が未解決のまま放置されるというのは、問題が消滅しているのではなく、火種をのちに持ち越しているだけですから、あとになってより大きな問題となって再燃するリスクを内包しています。

また、万一あなたの組織において、面倒な仕事の「後回し」や「たらい回し」が横行していた場合、これは単に「仕事から逃避」しているだけの現象ではなく、その組織に属する人間の「逃避」傾向の強さをも表しています。「協働・解決」スタイルの強い人間を補充するなどの対策をとり、チーム全体で補完し合える布陣を整えることをお勧めします。

競争・支配スタイル：自己主張が強く協調性が低い

　主張が強い一方で協調性が低い人は、過度に競う、自分の権力や権威で相手を圧倒する、相手に何かを強要・強制するなどの行動特性があります。「競争・支配」スタイルの人間にとってのゴールは、相手に勝つことなのです。

　「競争・支配」スタイルの利点は、緊急事態に発揮されます。彼らは危機に際して断固とした決断や行動をとることができ、事の緊急性や全員がコミットすることの重要性を周囲に周知し徹底させることができるからです。また、スポーツの試合や裁判など否応なく勝敗がつく場面において、「競争・支配」スタイルは強みになります。

　しかしながら、強すぎる競争・支配は、人間関係を悪化させたり、受け手からの報復を誘発したりします。相手側に遺恨が残ることが多く、敵が増えます。他者との関係において、win-win ではなく、win-lose になりやすいため、長期的に良好な関係性が得られにくいのは問題ですね。若手時代であれば、多少「競争・支配」スタイルが強くとも、卓越した結果を残せば高評価を得て昇格できるかもしれません。しかし、部下をもち管理職となる頃には、過剰な「競争・支配」スタイルは調整すべきです。それまで積み上げてきた実績やキャリアを脱線させかねないリスクとなりうることを認識する必要があるでしょう。

適応スタイル：協調性が高く自己主張が低い

　協調性が高い一方であまり主張しない人は、過度に適応したり、相手の利益や要求を優先したりすることで問題解決を図ります。

　「適応」スタイルは一見問題なさそうにも見えるのですが、実のところ、対立もない代わりに本質的な解決もない「事なかれ主義」とも言えます。また、自分の希望は横に置いて調和を最優先にするため、相手が貪欲な場合、自分が譲りすぎる結果になりがちです。

人間関係を維持することが何よりも重要な文脈においては、「適応」スタイルが奏功することもあるでしょう。しかしながら、そもそもの価値観として、「摩擦が起きること自体が悪いこと」とすると、新しい、創造的な選択肢を模索しにくくなります。

これが、「適応」スタイルの重大なリスクです。摩擦や対立を恐れるあまり、言いたいことも言えない抑圧状態が長期にわたると、その組織に属する人間の人格にも悪影響をもたらします。自分の意思を表せない、間違った決定にも声を上げられない、嫌なことを拒否できないといった「過剰適応」の人間が増えると、モノが言えない組織になってしまいます。

協働・解決スタイル：自己主張性と協調性の両者が高い

主張も強い一方で協調性もある「協働・解決」スタイルは、相手との立場の違いを明確にしつつも、協力関係を築き、双方の利益を尊重する建設的な議論を経て問題を解決することができます。「協働・解決」スタイルの最大の利点は、どちらか一方だけではなく両者が満足を得ることができるということです。

ただし、強いパワーの持ち主や口頭での弁論に優れる人間は、一見「協働・解決」スタイルをとっている風に見せかけつつ、実は巧みに相手に適応させ、蓋を開けると、win-loseの関係に持ち込んでいる場合も多いので、注意が必要です。

妥協スタイル：自己主張と適応性がともに中庸

自己主張、協調性ともに中庸にある人は、要求水準を下げ、双方が妥協することで部分的な問題解決を図る傾向があります。

「妥協」スタイルは「協働・解決」スタイルと混同されることが多いのですが、「協働・解決」スタイルが創造的な解決策に至るのに対

して、「妥協」スタイルは、何かを得て何かを失うといったトレードオフで解決する点が異なります。妥協は、安易に負けを選ぶ結果にもなりかねませんので、最悪の状態を回避するための最後の選択肢と位置づけるべきでしょう。

他方、「妥協」スタイルの利点は、納期が差し迫っている場合などに生かされます。短い時間で最低限の落としどころで妥結できることが優先される場合は、「妥協」スタイルは有効です。

つまり、「協働・解決」以外は、いずれも何らかのリスクを内包するスタイルと言えそうです。多少の摩擦程度であれば、どのスタイルの人間であっても、それほど大きな問題にはならないかもしれません。しかし、難易度や緊急度の高い現場では、ご自身のコンフリクト・スタイルが結果に重大な影響を与えるかもしれません。自分のスタイルに拘泥しすぎず、状況に応じて柔軟に適切なスタイルを選びとる余裕をもちたいものです。

また、チーム全員が「協働・解決」型になるというのはなかなか現実的ではありませんが、メンバーのコンフリクト・スタイルを把握し、相互に補完し合える布陣をつくるのは、リーダーの仕事の一つかと思います。

上位職に対するコンフリクト・マネジメント[80][81][82]

ではここから、明日から使える具体的なコンフリクト・マネジメントの手法をご紹介していきます。中でも、**当事者として摩擦や対立を解決する**ケースと、**第三者として部下や他者同士の摩擦や対立を収める**ケースにおける望ましい手法について取り上げます。その他、さまざまな文脈でのコンフリクト・マネジメントは別稿に譲りますが、まずはおそらく頻度の高いであろう上記2つのケースをマスターする

ことで、安定感のある組織運営につなげていただければ幸いです。

当事者として摩擦や対立を解決する

まずは、**当事者として摩擦や対立を解決するケース**の手法です。役職や人事権、裁量権、予算権など、組織において「公式のパワー」を保持している上位職との間に、何らかの齟齬や摩擦がある場合、あなたはどんな対応をしますか？　あまりにも理不尽な行動に対しては、つい声を荒げてしまったり、「そういうことであれば私はもう対応できません」とその場を去ってしまったりした経験がある方もいるのではないでしょうか。

ただ、落ち着いて考えれば明らかなとおり、こうした「力」に対して「力」で対抗する方法は、特に公式のパワーが弱い立場の人間側の分が悪くなりがちです。上位職者からすると、そういった抵抗などは容易に無視して代わりの人を当てがうことで解決できてしまうことが多いため、そもそも効果がなかったり、場合によってはとにかく感情的になった側の人の組織における立場が棄損されたりする場合もあるでしょう。

また、あなたが管理職である場合、万一あなたとあなたの上位職との関係が崩壊すると、それはあなただけの問題にとどまらず、あなたのチーム全体に不利益が生じるかもしれません。つまり管理職であるならば、自分の上位職と、仕事に支障がない程度の良い関係を築いておくことは、部下に対する責任でもあると思います。

さて、上位職や自分より「ハイ・パワー」の他者との摩擦や対立を解決したい場合には、以下のポイントに留意して戦略的に対応されることが推奨されます。かく言う私も若い頃は、「自分は正しいことを言っている」という信念だけで、後先を考えずに上位職にかみついたことがあります。過去の私に伝えたいのは、**人間関係こそもっと戦略**

的に、事前準備を怠らずに、丁寧に対応すべきということです。

両者は相互依存関係にあることに注目させる

ハイ・パワーの上位職に対してモノを言う際には、事前準備が必要です。本題に入る前に、いくつかの機会を捉えて、**相手と自分はお互いに依存関係にある**ということを相手が認識するような会話をあくまでも前向きに、無邪気にしてみましょう。たとえば、「私、これをやってみますね。これはきっとチーム目標の○○につながりますよね」とか、「今こういう問題が起きていますが、○○すれば最短で解消できるように思います。私が担当してよいですか」といった具合です。

これは何をしているのかというと、「**自分はチーム全体の目標達成を十分認識しており、それに対して献身的に貢献する意欲も能力もある。ゆえにあなたにとって私は有用な人材なんですよ**」というメッセージを日々の言動で相手に認識させているのです。

そうすると、あなたは単なる部下の一人ではなく、上位職にとっては自分のチームの仕事を完遂する上でなくてはならない人材になります。事前準備のゴールは、もはや上司－部下ではなく、**同じ目標を達成するためのパートナーのように相互依存関係にあるということを、上位職側が認識する**状態です。ここまでできれば準備完了です。

徹底的に穏やかに対応する

いよいよ本題に入ります。ハイ・パワーの上位職に対して課題提起をする、修正を依頼する、糾弾するなど、深刻度のレベルはさまざまでしょう。しかし、どんなケースでも必須の進め方は、**徹底的に穏やかに対応する**ということです。会話の中でたとえ不適切な言葉を投げかけられても、感情的になることを避け、徹底的に cool head で対応するのが鉄則です。

もし相手側が感情的になった場合は、その感情の高ぶりが収まるまで口を挟まず、好きなように話させてください。たいていの人は、一定の時間が経過すれば今度は逆に「一方的に言いすぎてしまったかもしれない」と罪悪感をもち始めます。相手が自分に対して罪悪感をもつ状況になれば、それにより両者のパワーバランスが変わりますので、むしろ望ましい事態になったとお考えください。

とにもかくにも徹底して穏やかに対応する、まずはこれを決めて臨んでいただきたいと思います。

効果的な話法で話す

では具体的にどうやって話せばよいのか。下記3つのポイントを留意しながら話すようにすれば、少なくとも双方喧嘩別れといった最悪な事態は回避できるように思います。対立が深刻な場合、1回の話し合いではとても解決に至らないというケースもあると思います。そのような場合、解決を急ぐよりも、「次回また話をする」ということだけを合意して会合を終え、次につなげることが重要です。喧嘩別れになることだけは避けたいものです。

1 いったんペースを落として会話する

全体を通して重要なことですが、早口でまくし立てるのではなく、言葉を正確に選びながら、ペースを落として、相手の目を見ながら、ゆっくり会話するということです。ゆっくり話せば、声を荒げにくくなります。コンフリクトがある状況では当然、双方内心ではひどくイライラしているため、そのネガティブな感情を前面に出してしまっては、収拾不能の事態に陥ることもあるからです。

いったんはイライラを横に置き、あたかも他者間の対立の調整役を担っているかのような俯瞰力を発揮してください。あなたがそういった対応をとれば、次第に相手も耳を傾けざるをえないでしょう。

それでも、相手の感情が爆発している場合は、「今日はいったん解散し、次回もう少し落ち着いて話せる場を持ち直しましょう」と早々にリスケジュールする選択肢もあると思います。

2 両者の摩擦や対立があることに対する懸念を表現する

　双方が何とか落ち着いて話をできる状態になったならば、いの一番に相手を批判したくなりがちですが、その前にぜひ挿入していただきたい論点があります。それは、「今こうした対立が起こっていることについて自分は非常に残念に思っており、何とか解決したいという強い思いでこの場に臨んでいるのだ」という、目的意識を伝えるということです。

　相手をただただ批判しにきたのではなく、双方問題点を認識して修正していくことで、今後より良い関係性にもって行きたいのだという、**前向きで確固とした目的意識を共有する**ことから始めようという趣旨です。私自身もしばしば経験しましたが、これが成功すると、その場の空気が突如として、「批判」モードから「問題解決」モードに変わります。非常に有効な、会話の始め方だと思います。

3 比喩表現を使い、「私は○○のように感じる」と一人称で状況を伝える

　とはいえ、解決に至るには、相手にとって耳の痛いことも伝えていかなくてはなりません。その際に避けたいのは、相手を防衛的にさせ拒否される、聞いているようでまったく聞かずにやり過ごされる、怒りだけを刺激してしまうといった状況です。

　逆に言うと、相手が何とかこちらの話を受け入れ、今後修正していく意思を確認することができる、もっと言うと何かを変えることを約束してくれるのであれば理想的ですよね。そのためには、本質的な内容は批判であっても、**相手が受けとりやすい形で届ける**必要があるわけです。くどいようですが、達成したいのは相手を論破することでも

怒らせることでもなく、相手があなたのメッセージを受けとりその後の行動を修正することですから、そのため有効な手法を用いるべきです。

まず、直接的な表現より、**「私は○○のように感じる」**という比喩表現を使いつつ状況を説明することです。例を示すならば、「日々前進しようと努力しているのだけど向かい風が強すぎて、走っても走っても前進しないように感じています。どうすればもっとスムーズに進められるようになるでしょうか」とか、「背中を押されているようでいて、同時に足を引っ張られているように感じるときもあります。どうやって乗り越えればいいのでしょうか」といった具合です。

他者に状況を伝える際、相手によっては、こと細かに直接的な表現を使って伝えることが有効な場合もあります。他方、具体的な事象から一歩引いているように見える比喩表現も、実は人の注意を喚起し記憶に残るため、相手からの傾聴を得やすいのです。まずは比喩表現で始めると、逆に相手から「具体的にどういうこと？」という質問が来て、そこからよりくわしい話に発展するのはよいですよね。また、比喩表現を上手に使う人に対して、聞き手は冷静さや知性を感じるので、落ち着いた会話が実現しやすいという面もあるでしょう。

もう1点、コンフリクト・マネジメントを目的とした会話全般に言えることですが、「あなたはいつも○○じゃないですか！」といった、**相手を主語にした会話は、批判の応酬に帰結しがちです**。会話の主軸を、相手ではなく、相手の行動に対して**「私はどう感じたか」に変換する**ことが有効です。

主語が「私は」になることで、相手を批判するような直接的なメッセージが薄まり、このように感じた、受けとった自分を理解してほしいというメッセージに変わるからです。聞き手からしても、相手がそのように感じたこと自体は糾弾しにくく、「そうだったのか」と聞くしかなくなるというわけです。

第3部 パワーの行使

4 最後に具体的なリクエストをする

また、往々にして、こうした対立を解決しようとする会話は長くなりがちです。双方、相手に言いたい文句はあふれているわけで、相手の言い分にさらに腹が立ち、新たな論点での応酬が始まるかもしれません。そして気づくと散々話しているにもかかわらず、next step が定まらない議論になってしまうと時間の無駄ですよね。

そこであらかじめ、事態改善のための相手への具体的なリクエストを用意しておくとよいと思います。そして、ある時点で、「実はお願いがある」と切り出すことで、たとえ相手が自身の非を認めずとも、具体的なリクエストについてだけは合意してもらえる可能性も十分あります。

最初から大きすぎるリクエストをするよりは、相手が少し譲歩すれば実現できそうな、いい塩梅の、簡潔で具体的なリクエストを用意できるかというのも重要なポイントです。対立の解消においては、たとえ相手が完全に悪かったとしても、100 対 0 で勝利しようとせず、そんな相手も何らかの win を感じられる落としどころを見つけるほうが、その後の改善もスムーズに進むというものです。絶対譲れないものを守るために、譲れるところは譲る気持ちがもてるといいですよね。

第三者として部下や他者同士の摩擦や対立を収める[80)81)82)]

では次に、今度は第三者として、部下同士や同僚同士の摩擦や対立の仲裁をする手法について見ていきたいと思います。

この「**第三者として仲裁する**」という行為は、さまざまな領域でプロフェッショナルの仕事として存在しています。国際機関における国際紛争調停人、医療現場における医療ミディエーター、法廷における裁判官、示談の場での弁護士などです。これら豊富な経験の蓄積をふまえて、第三者としてのコンフリクト・マネジメントについては、す

でに効果的な手法が確立されています。以下、見ていきましょう。

問題と人格に線引きをし、両者の人間関係の維持を図る

　過去に対立があり、懸案の問題自体は解決したにもかかわらず、解決する過程において両者の信頼関係が崩れ、その後も修復されない、お互い目も合わさないといったケースがあります。プライベートなら当事者の勝手とも言えますが、組織においてこうした二人が存在すると、仕事がスムーズに進みにくく、周囲も大変迷惑ですよね。

　こうした事態を招かないためにも、また合理的に問題解決を図るためにも、懸案の「問題」と個人の「人格」の間に線を引くことが重要です。第三者の調停人としては、あくまでも「問題」に注目し解決するのであり、問題を起こしている**「当事者」と「問題」を意識的に切り離して議論**をし、問題にひもづけて当事者の人格攻撃をすることがないように進めるということです。

　「そんなことできるの？」といった声が聞こえてきそうですが、第三者が、あらゆる会話の端々でこの点を意図的に強調しながら、言葉を選び進めていくことで、次第に当事者たちもそういった言葉遣いを始め、冷静に問題だけに注目し始めるものです。

立場ではなく、論点にだけ焦点を当てる

　第三者として当事者たちに認識、浸透させるべき重要なポイントがもう一つあります。当事者双方の立場や利害はいったん横に置き、まずは論点だけに集中して全員で「問題解決を図る」ことです。第三者の調停人であるあなたがこれを冒頭に宣言し、会話のあらゆる場面で繰り返すことで、すべての関係者に意識づける必要があります。

　当然ながら、立場や利害を完全に取り払うことは非常に難しいで

す。だからこそ、それでもなおこの「**論点に集中する**」ことを集団の価値観にすることで、過剰に立場を守るためだけの発言や解決策を排除したいのです。もちろんケースバイケースではありますが、私自身の経験では、多少なりとも抑止力が機能する効果はあったように思います。

できるだけ多くの選択肢と誰から見ても妥当な基準を提示する

簡単には解決しない難題ゆえに、頓挫している現状があるわけですよね。ここで第三者だからこそ提供できる価値とは、当事者が考える以上の**多くの選択肢**と、選択肢から最終案に絞り込むための**妥当な基準**を提示することです。

というのも、たとえば、組織の長期戦略を描く際には、外的環境や競争環境、規制や法令の動向などを十分に情報収集し、緻密に分析して完成させますよね。一方で、こと人間関係の話になった瞬間、感覚的に直感的に、出たとこ勝負で対応する節がありませんか。人間関係の対立こそ、深刻になれば組織を機能不全に陥らせうる重大な課題ですから、熟慮のうえで多くの良い選択肢を検討したいものです。当事者ゆえの利害関係や視野狭窄に陥るリスクのない第三者だからこそ提示できる選択肢もきっとあるでしょう。妥当な基準についても、複数案用意して臨みたいものです。

両者にとってベストな代案について議論する

上記選択肢のどれかについて両者が合意できれば、いったん解決です。ただし現実には、なかなかそうは問屋が卸さないことも多いでしょうか。

私がこれまで、さまざまな交渉案件（企業買収など）を担当してきた

中で、当初用意した選択肢そのままで妥結できたのは6割程度でした。つまり残り4割の案件においては、さらに対話を重ね、頭をひねって代案を用意し、再交渉するサイクルを繰り返す必要があったということです。最終的な成否を分かつのは、最初の案で解決しないことなどで諦めずに、**両者が合意するまで代案を提示し続けられるかどうか**だと思います。第三者の調停人が諦めたら決裂して終わりですから、諦めずにトライし続けることこそが何よりも大事だと思います。

両者から、公平で現実的な約束を獲得していく

　最後に、何とか合意に至る段になったとしましょう。ここで、なんとなく握手をして終えることがないように、というのが最後のメッセージです。明日からの具体的で現実的な行動の約束をし、**両者の言質をとってから解散**しましょう。確実に以降の状況が変わる解決をするためには、**1** 新たな行動を始める、**2** 過去の不適切な行動をやめる、**3** 適切な行動は継続する、それぞれについてのコミットメントが必須です。無謀に高い目標ではなく、明日から確実に実行できる現実的かつ有効な約束を両者から獲得して初めて、調停人の役割は完了と言えるでしょう。

　ここまで見てきた手法は、組織内のコンフリクトに限らず、組織間（病院と病院、会社と会社など）や、組織と行政との折衝や、プライベートの人間関係における摩擦や対立にも十分に適用できます。長い人生において、何らかの摩擦や対立を完全に避けることは困難です。摩擦や対立を過剰に恐れるあまり、問題に蓋をしてやり過ごすよりは、これらの武器を備えたうえで前向きに解決していく、そんなリーダーになりたいものです。

第5章

自己変容［基本編］
リーダーシップ・タイムラインアプローチ

　本章と次章では、「自己変容」に焦点を当てます。前章までは、他者へどう働きかけるかというパワーの行使の方法を見てきましたが、効果的に他者に影響力を発揮するには、働きかける**主体である自分自身の成長が欠かせない**からです。

　「**リーダーシップ・タイムラインアプローチ**（Leadership Timeline Approach）」（図6）という手法をご紹介したいと思います。この手法は、米国などの企業や軍隊、公的機関などで採用されており、その効果が実証されています。私自身も、社長候補者の研修などで何度も利用してきましたが、真剣に取り組んだ方たちが着実に変わっていくさま、そしてその後も変わり続けようとするさまを確認してきました。ぜひ皆さまも、まずは3か月間、試してみてはいかがでしょうか。

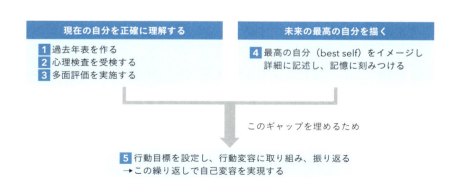

図6　リーダーシップ・タイムラインアプローチの概要
出典：Briscoe, J. P.: Using a timeline and narrative approach based in positive psychology and authentic leadership to aid career assessment and development. In Enhance Your Toolkit for Teaching Careers, Academy of Management, Annual Meeting, 2020

自己変容は正確な自己理解から
── 現在の自分を正確に理解する

さて、一口に自己変容といっても、一体何から始めるのがよいのか、というご質問をよくお受けします。自己変容の一丁目一番地は、**正確な自己理解**だと思います。というのも、万一自身の現状を誤って認識していたならば、努力の方向性がずれてしまい、せっかくの努力が無駄になってしまうからです。

ではどうすれば、正確な自己理解ができるのでしょうか。そのためには、「自分が認識している自分」と「他者から見えている自分」の両者について情報を得ることから始めるのがよいと言われています。いわばコインの表と裏の情報を獲得することで、精度の高い自己理解につながるからです。

さて、「自分が認識している自分」を理解するためには、**1 過去年表を作る**（図7）、そして、**2 心理検査を受検する**という2つの方法が有効です。また、「他者から見えている自分」を総合的に理解するためには、**3 多面評価を実施する**とさらによいでしょう。以下に一つひとつ説明していきます。

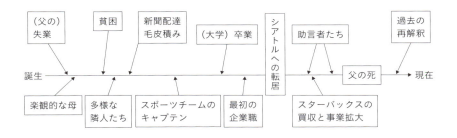

図7　スターバックス創業者兼元CEOハワード・シュルツの過去年表の例

1 過去年表を作る

過去年表を作成し解釈するために、次の2つの質問に答えていただきたいと思います。

質問1：これまでの人生を振り返っていただき、ご自身の人生に大きな影響を与えた主な「出来事」「人」「転機」などを抽出し、過去年表を作成してください。
質問2：次にそれぞれの「出来事」「人」「転機」について、下記に回答してください。
・その「出来事」「人」「転機」をどのように受け止めましたか。
・それらは、ご自身の価値観やその後の行動にどんな影響を与えましたか。
・それらはその後さらに、どんなきっかけでどのように変わりましたか。あるいは変わりませんでしたか。

上記の質問について、まずはご自身で取り組んでみてください。手もとの紙に書きながら完成されるのがよいと思います。その後できれば、信頼するどなたかとペアになり、質問2について、インタビュー形式で聞いてもらい、解釈を深めていってください。すると、過去の出来事や出会った人や転機の蓄積をふまえたご自身の現在地について、正確な理解が得られます。

2 心理検査を受検する

さらにもし可能であれば、妥当性や信頼性が高いハイエンドな心理検査を受検してみてください。精度の高い結果が得られます。

心理検査というと、「占いと何が違うの？」「決まったフレーズが返ってくるんじゃない？」といった声もひと昔前には一部ありましたが、その精度は過去20年ほどで飛躍的に進化しています。心理検査

も突きつめれば統計学ですので、母数の受検者数の増加に伴い、格段にその妥当性や信頼性が進化してきたとも言えます。今では多くの企業が、経営人材の選抜や、要職に期待される要件と候補者の資質の合致を確認するために、人事考課情報と合わせて、心理検査を利用しています。

　ただし一点留意すべきは、心理検査には、数百〜数千円で受けられるゲーム性の強いものから、妥当性や信頼性スコアが開示されているハイエンドな検査（Hogan Assessmentなど）までさまざまなものがあるということです。今回については、後者を選ばれることをお勧めします。本格的な心理検査を受けると、ご自身すら明確には気づいていなかった、あるいは言語化できていなかった、もって生まれた資質や趣向、価値観、動機の源泉、個人としての強みと課題、職場での強みとリスクなどが判明します。

　さて、結果レポートが得られた際には、提示された課題やリスクについて、深刻に捉えすぎる必要はありません。我々の誰もが何らかの課題やリスクを持っているわけで、根本的な性格を変える必要はありません。ただし、提示された課題のうち、皆さまの現職あるいは将来の業務で求められるであろう課題については、きちんと確認し、十分に理解し、それらについては的を絞って克服すると決めることが大切です。またご自身の強みについては、改めて再確認し、徹底的に磨き上げてください。人は、克服した課題によってではなく、圧倒的な強みをもって成功するのです。ご自身の強みは圧倒的なレベルまで磨き上げることが重要かと思います。

3 多面評価を実施する

　読者の皆さまは、多面評価（360度評価）のご経験はあるでしょうか。昨今、公私含めて大変多くの組織が毎年定例で行っていますが、あなたの組織ではいかがでしょうか。

　通常の人事考課では上司が部下を一方向で評価するのに対して、多

面評価では誰もが上司、同僚、部下から評価されます。評価者は通常、上司1人以上、同僚2人以上、部下3人以上を設定します。最低6人以上の評価者から回答を得られると、包括的な、そしておおむね一貫した回答が得られるのです。

　ただし、皆さまご想像のとおり、多面評価には、良い点・悪い点があります。悪い点の例を挙げるならば、被評価者に対する評価者側の過剰な牽制がコメントに表れたり、正確な評価というよりは好き嫌いが前面に出た人気投票と化したり、多面評価の結果を気にしすぎるあまり普段の業務で必要なことも言えなくなったり……といった本末転倒が起きるリスクがあります。しかしながら、「他者から見えている自分」を理解するという目的を鑑みると、多面評価以上に優れた手法はないというのも事実であり、広く一般的に採用されているという次第です。

　心理検査同様、多面評価を行うツールも、世界中で潤沢に提供されています。日本発のツールもたくさんあります。大企業が公式に採用しているような、全質問を回答するのに40〜50分かかる本格的な検査から、スマートフォン一つで完了できる簡易的な検査もあります。

　勤務先ですでに多面評価をされた方は、今一度その結果レポートをお手もとにご用意ください。他方、これまでご経験のない方はぜひこの機会に、いずれかの方法で多面評価を試されることをお勧めします。特に（マーク式の回答ではなく）記述回答のコメントを見ると、それがポジティブなものであれネガティブなものであれ、皆さまの今後の成長にとって貴重な気づきがきっと得られると思います。

　多面評価の結果を見る際にさらに**注目すべきは、他者回答と自己回答に乖離がある項目**です。つまりそれは、自己認識がずれているかもしれない、あるいは少なくとも自分が想定しない形で他者が解釈している項目になりますので、この乖離については、何が起きているかを確認し、とるべきnext stepを決めるとよいでしょう。

ここまで見てきたように、過去年表、心理検査、多面評価によって、まずはご自身の現在地を棚卸しできるかと思います。最初のステップで間違えないというのは、次以降のステップを正しく進めるために大変重要です。正確な現在の自分を理解できたところで、しかしながら、いったん過去を切り離しましょう。ここで一度、思考をリセットしてください。

未来の最高の自分を描く

　ここから、視点を未来に移します。そして、**未来の最高の自分**（best self）を描いていきます。
　最高の自分とは、皆さまが考える「最も理想的な将来のご自身の状態」です。何をしていて、どんな人に囲まれて、どんな気持ちでいるかなどについて、細かいところまでできる限り詳細にイメージを膨らませてみてください。その際、あらゆる制限をとっぱらって、自由に夢見がちに考えていただくことが重要です。つまり、金銭的な制限や能力的な限界などは一旦横に置いて、童心に返って自由に夢を見てください。頭の中でイメージするだけではなく、紙に記述していくと五月雨式にイメージが膨らみやすいのでお勧めです。
　ちなみにオリンピック選手などトップアスリートは、常にこのbest selfをイメージする作業をしているようです。事前に大会会場に行き、徹底的にイメージトレーニングを行います。自分が金メダルを胸にかけ会場一杯の観客から歓声を受け、仲間や家族も喜んでくれている中で、自分はどんな気持ちかというのをイメージし、その状態以外はもはや想像できないくらいまで徹底的にbest selfを脳に焼きつけます。
　さてこのあたりでお気づきでしょうか。現在の自分と未来の自分を整理しましたが、この両者のギャップ（乖離）こそが、今後のご自身

の課題ということになります。言い換えると、この乖離を埋めることができれば、best self に近づくわけです。

ではどうすれば best self に近づけるのか、自己変容を実現する効果的なプロセスについて次に説明します。

行動目標設定と振り返り、そして自己変容へ

残念ながら我々は、ある日突然変貌を遂げてスーパーマンになることはありません。しかし、小さな変化を積み重ねていくならば、いずれ大きく変わることができます。地道な努力なしに大きな成功はないというあたりまえの話ですが、改めて認識したいところです。

本アプローチは、端的に言うと、2週間ごとの行動目標設定と振り返りを繰り返すことで、自己変容を実現しようするものです。つまり、上記の乖離を埋めるための行動目標を設定し、その目標達成に向けて2週間取り組み、2週間ごとに振り返るサイクルを繰り返すという、一見何の変哲もない地味な手法です。ただし、この手法には3つの肝があります。

1 2週間という期間

第1に、この「2週間」というのが、とても良い塩梅の頻度なのです。2週間であれば、我々の多くが、何とか継続して頑張れるだろうという良い期間ですよね。また、2週間何か一つのことに取り組み続けるならば、何らかの小さな変化や成功(quick win)は得やすいからです。

2 行動目標の設定の仕方――何を始め、何を継続し、何をやめるか

第2に、どのように行動目標を設定するかという点です。前段で記述いただいた best self に近づき、リーダーとして成長していくうえ

で、何が重要な課題であるかを特定する必要がありますよね。

まずは向こう3か月間にフォーカスして、行動変容に取り組んでいきましょう。そのためには、何を意識し、どんな能力を高め、何を習慣化するか、というところから考え始めるのがよいかと思います。**「何を始め、何を継続し、何をやめるか」**について、ぜひ整理してみてください。そして今後の2週間、毎日、職場であるいはプライベートで、行動変容に取り組んでいただきたいと思います。

3 「経験学習」で振り返る

さて、2週間後の振り返りのときが来ました。第3の肝が、振り返りの方法です。「何がうまくいったか」「何が失敗したか」について、信頼する同僚やプライベートの仲間と一緒に振り返ると効果的です。

聞き手の人に上記の質問をしてもらいながら、一緒に振り返り、個別の事象から**昇華した教訓に言語化すること**を、振り返りのゴールとしてください。個別の事象というのは、一定期間を経るとおおむね忘れてしまいます。しかし、それらを自分の言葉で「教訓」に昇華できれば、その教訓は記憶に刻み込まれ、その後の皆さまを助ける血肉になります。そしてその教訓をふまえて、次の2週間に向けての新たな行動目標を設定し、また同じサイクルを繰り返してください。この手法は「経験学習」と呼ばれ、人の成長を最大化する効果があります。

もしお一人で振り返る場合は、次の2点について自問自答してみてください。①うまくいったことについては、「さらに難易度を上げた目標設定は何か」、②失敗したことについては、「相手の反応がどうだったか、それはなぜか、今後どう変えていくか」。面倒な作業だと思われるでしょう。しかしながら、この地道な振り返りこそが、次の2週間のあなたの行動変容を格段に有意義にするのです。

なお、この振り返りの手法は、皆さま自身の行動変容に有効であるだけではなく、皆さまの部下の成長を支援する際にも同様に有効な手

法です。このリーダーシップ・タイムラインアプローチをチームで共有し、チーム全体で行動変容に取り組んでみてはいかがでしょうか。そして上司・部下が一緒に振り返りをするならば、チーム全体の行動が変わり、ひいては成果につながるはずです。まずはご自身が試していただき、その成功体験をふまえて、チームに展開してみてください。ご健闘を祈念しています。

第 6 章

自己変容［応用編］
夢を叶える最後の手段：
変革を阻む免疫機能

　前章では、適切な目標を設定し行動変容を実現する手法として、「リーダーシップ・タイムラインアプローチ」をご紹介しました。この手法で自己変容が順調に進む方は、リーダーシップ・タイムラインアプローチを継続されることをお勧めします。他方、「あれ、この手法ではあまり変わらないな」とか、早くも「これは到底達成できそうにないな」と先行き不透明になっている方もいるかもしれません。本章でご紹介する手法は、まさにそういった場合にこそお勧めです。

　また皆さまには、これまでの人生で、心から達成したかったのにどうやっても達成できなかった未達目標はありませんか。それを諦める前に、最後のチャンスとして試していただきたいのが、この手法です。すなわち、米国ハーバード大学大学院の教育学者ロバート・キーガンらが提唱した、「**変革を阻む免疫機能**（Immunity to Change）」という理論と実践方法です[83]。

　私はキーガン教授主催のプログラムを修了し、この手法を用いる資格を取得して以降、多くの人びとが念願の目標をようやく叶えたり、自身のチームメンバーに展開する姿を見てきました。何より、自分自身がこの手法によって、それまでの（よくない）思考の癖のようなものを取り除くことができ、難易度の高い目標にも及び腰ではなく真正面から取り組めるようになった経験があります。以下にその理論と手法についてご紹介していきます。

人材開発にまつわる2つのジレンマ

　教育学者のキーガンは、約30年にわたり、特に社会人教育について研究を続けてきました。しかしながら、研究を続ければ続けるほど、2つのジレンマに悩まされるようになりました。

　1つは、人も組織も「変わり続けなくてはならない」ことを十分理解しているのに、一体何がそれを妨げているかについては十分理解されていないこと、もう1つは、多くのリーダーたちは多大な投資をしてメンバーの人材開発に取り組んでいるにもかかわらず、よく聞いてみると内心では、「結局人は変われない」という悲観論者が多いというジレンマです。つまりキーガンは、「個人や組織は本当に変われるのか」「変われるならば、何が変革を可能にするのか」「変われないのであれば、何が変革を阻むのか」という究極の問いに答えるべく、本研究を開始しました。

　さてこの問いに対してキーガンは、我々が変われないのは意志が弱いからでも欠如しているからでもなく、たとえ強い意志があっても、**自分が本心から実現したいと望んでいることと、実際に実行できることの間にある大きな乖離（溝）こそが原因**だという解を提示しました。

アクセルとブレーキを同時に踏んでいないか

　これは、どういうことでしょうか。言い換えると、「アクセルを踏みながら同時にブレーキも踏んでいませんか？」ということです。つまり、目標を達成したいと強く望む一方で、おそらく無意識のうちに、それを阻害するような行動をとってしまっているのです。ゆえに、目標を達成したいならば、まずはそのような「**阻害行動**」を特定してやめることが先決だという趣旨です。さらに言うと、我々が阻害行動をとってしまう背景には、自分自身も気づいていない、あるいは

気づいていても明示的には言語化されていない「**思考の癖や不安、強力な固定観念**」がありがちです。それらを炙り出し、別のポジティブな情報で上書きすることができれば、阻害行動をとりにくくなり、これまで未達だった目標が実現されやすくなるという理論です。

概念的な話でわかりにくいかと思いますので、現段階ではまず、大まかなイメージだけもっていただければ十分です。一つひとつ一緒に見ていきましょう。

免疫マップ——たった1枚のアウトプット

さて、この手法で最終的に必要なアウトプットは、「**免疫マップ**（Immunity to Change Map）」（ 表8 ）というたった1枚のシートだけです。ただ、正確に埋めていくのはなかなか難しいものですので、順を追って説明させてください。

表8 免疫マップ（Immunity to Change Map）

[1] 改善目標	[2] 阻害行動	[3] 裏の目標	[4] 強力な固定観念
		不安ボックス：	

Translated and reprinted with permission from "Immunity to Change" by Robert Kegan, Lisa Laskow Lahey. Harvard Business Press Books, 2009.
Copyright © 2009 Harvard Business School Publishing Corporation; all rights reserved.
Japanese reprint arranged with Harvard Business Publishing, Boston through Tuttle-Mori Agency Inc., Tokyo.
出典：ロバート・キーガン，リサ・ラスコウ・レイヒー著，池村千秋訳：なぜ人と組織は変われないのか：ハーバード流自己変革の理論と実践．英治出版，304，2013

［1］改善目標：具体的な行動をどう変えるか

　まずは、目標設定から始めていきましょう。この後、時間も労力も投資するわけですから、的を射た、適切な目標設定をしていきたいところです。そのためには、自由に目標を考えるより、次の問いに答えていただくと、自ずと最適な目標に到達しやすいです。

1 今後改善していきたいこと、もっと得意になりたいことを3つ挙げてください。
2 その中で最も改善したい、得意になりたい、一番重要なこと（one big thing）は何ですか。
3 中でも特に、あなたの今後の幸せと成功に最も大きな影響を与える一番重要なこと（one big thing）は何ですか。

　なお、ここまでの質問に答えていただき、今頭に浮かんだ改善目標が、以下の基準を満たしているかを確認してください。満たしていない場合は、満たすように修正しましょう。

・それを実現することが自分にとって本当に重要である改善目標であること。「達成できたらうれしいなあ」という程度ではなく、その目標達成が自分にとっては至上命題とすら感じられる目標であること。
・「○○億円の売上達成」といった「数値的な達成目標」ではなく、自分のどんな行動をどのように変えるとそれが達成できるかを考えたうえで「**具体的な行動の改善目標**」であること。
・自分の努力によって、これからまだ十分に改善余地がある目標であること。
・目標は肯定文で作成してあること。

改善目標の参考例としては、「もっと聞き上手になる」「患者に直接対応する時間を最大化する」といったものが挙げられるでしょう。

［2］阻害行動
：改善目標の達成を阻んでいる行動は何か

次のステップは、阻害行動の特定です。改善目標に対してあなたがとっているであろう「**阻害行動**」を洗いざらいリストアップしていただきたいのです。あなたがどんな阻害行動をとっているせいで、せっかく切望している改善目標が妨げられているのかを考えてみましょう。

この問いは、多くの方が日頃から考えている類いの問いではないと思いますので、戸惑う方も多いと思います。ぜひこれまでの失敗例を思い出し、その際のご自身の行動を振り返ってみてください。阻害行動の基準としては、下記4点をご確認ください。

1. 「心理状態」ではなく、実際にあなたがとった行動（doing）、あるいはとらなかった行動（not doing）そのものを特定していること。たとえば、人と意見が対立すると「イライラしてしまう」というのは心理状態ですよね。阻害行動＝イライラしてしまうではなく、いら立った結果、どんな行動をとったか、あるいはどんな行動がとれなくなったかという観点で考えます。たとえば、いら立った結果、「声を荒げる」「まったく口を開かなくなる」といった具体的な行動を特定してください。
2. 阻害行動をとる「理由や背景」や「(本来は)こうすべきだ」といった情報は排除されていること。これらの情報は、ここでは一切不要です。この段階ではその後の解決策を考える必要はなく、ご自身の行動をひたすらつまびらかに表現することに徹してください。
3. たくさんの阻害行動がリストアップされていること。この阻害

行動をより潤沢に書くほど、完成する免疫マップの精度が上がり、最終的に目標達成の確度を上げることになります。思いつく限り、書いてみてください。

4 阻害行動がどうしても思いつかない方は、人事考課の結果や多面評価の結果を参考にしたり、家族・友人・知人などあなたの近しい人に、「自分のどんな日常的な行動が、目標達成を阻害しているか」について、インタビューをしてみたりしてください。

［3］裏の目標── 不安ボックス
  ：本当は何を望み、何を恐れているのか

次に、免疫マップの［3］枠に移っていきます。

「不安ボックス」を書く際にはまず、ご自身が［2］枠（阻害行動）で書いたことの反対の行動をとった場合を想像していただきます。その結果起きうるであろう、一番不愉快な、最悪な、恐ろしい事態とは何でしょうか。

もし［1］枠（改善目標）で「聞き上手になりたい」と書き、［2］枠（阻害行動）で「人の話を聞きながら、つい次に自分が話す内容ばかりを考えてしまう」と書いた場合、「不安ボックス」には、**その反対の行動をとった場合に起こりうる最悪な状況**を書きます。たとえば、人の話を聞きながら次に話すことを考えなかったら、相手の話が終わったあとすぐに適切な返答ができずに「間抜けに見られてしまうかもしれない」という不安が挙がるかもしれません。あるいは、次に話すことを考えなかったら、適切な反応ができずに相手を失望させてしまい、「屈辱を感じるかもしれない」という不安もあるかもしれません。

つまり、良い返答や反応をして「間抜けに見られないこと」「屈辱を感じないこと」が、あなたが本当に望んでいた裏の（真の）目標だったというわけです。聞き上手になりたいと言いながら、実のところは「間抜けに見られないこと」「屈辱を感じないこと」こそが、あ

なたの本当に望んでいた目標だった。だから、無意識に阻害行動（人が話している最中にもその内容に集中せず、次に自分が話す内容ばかり考えてしまう）をとってしまい、結果として「聞き上手になりたい」という改善目標が達成できなかったのです。

万一、不安ボックスに記載する内容が思いつかない場合は、過去の自分が経験した不安や不快、恐怖を掘り起こし、それの感情に至った最悪な事態を思い出してみてください。不安ボックスの内容は、ご本人にとって想定外のことが「**知りたくない真実**」として炙り出されることも多いため、しんどい作業になりますが、この免疫マップを完成させるうえで肝になる箇所です。ぜひともここを乗り越えていただきたいと思います。

次に「**裏の目標**」ですが、今記載された不安ボックスの内容を、そのまま反対にするだけです。たとえば、不安ボックスで「間抜けに見られる」と書かれた場合、裏の目標は「絶対に間抜けに見られたくない」、あるいは「屈辱を感じる」と書かれた場合の裏の目標は「絶対に屈辱感を味わいたくない」といった具合です。

最後に、ご自身が書かれた裏の目標について、今一度、下記２つの基準に合致しているかを確認したうえで、最終化してください。

・［3］枠の裏の目標を達成するために、［2］枠の阻害行動のいずれかが必要であるという関係性にあること。
・［3］枠の裏の目標を見ると、たしかに自分は、改善目標と裏の目標の間でジレンマに陥っていたと実感できること。

［4］強力な固定観念：事実と思い込み

最後に、最も難関である「**強力な固定観念**」を特定していきましょう。

そもそも固定観念とは何でしょうか。固定観念の定義は、「普段の

状況では死角になって見えにくいものの、心の奥底では自分が正しいと信じていること」です。

　何らかの固定観念は、我々の誰もがもっているものです。ただ、強い固定観念の何が問題であるかというと、確証バイアスによってその固定観念を裏づける・支持する事実やデータばかり集めてしまい、固定観念が過度に強化されてしまうことです。固定観念は、修正しない限り、より先鋭化しやすいものなのです。

　ちなみにこの固定観念について、当然あなた自身は正しい、あるいは事実であると主観的に信じているわけですが、客観的には、事実である場合と事実でない思い込みである場合の両方のケースがありえます。たとえ事実であっても、そればかりを過剰に意識しすぎるならば、固定観念とも言えます。つまり、その両方が固定観念になりえます。

　これをふまえて、俯瞰した視点から、ご自身が書かれた裏の目標を持つ人が抱いていそうな固定観念を可能な限りたくさん挙げてみてください。たとえば、「絶対大きな失敗を犯したくない」という裏の目標を持っている人は、その背景として、「人は大きな失敗を犯すと二度と立ち直れない」という強すぎる固定観念があるかもしれませんね。

　こうして特定された固定観念ですが、本当にそれが固定観念であるかどうかを確認するために、以下を確認してください。

- ［4］枠（強力な固定観念）に書く要素全体を前提にすれば、［3］枠（裏の目標）に記した要素が必然的に生み出されるという関係性が成立していること。
- そしてそれが［2］枠（阻害行動）を生み、［1］枠（改善目標）の達成を妨げているという関係性が成立していること。

　万一これが成立していない場合は、固定観念を再考してみましょう。

表9 免疫マップ参考例

[1] 改善目標	[2] 阻害行動	[3] 裏の目標	[4] 強力な固定観念
傾聴力を鍛えて聞き上手になりたい（特に目の前の人物に意識を集中させる。身を入れて話を聞く。もっと辛抱強くなる）	ー会話の途中でうわの空になってしまう ーすぐにスマートフォンをいじり始める ー他者が話している最中に、自分は次にどう返答しようかということばかり考え、相手の話を聞かない ー他者の話を聞きながら、頭の中で解決策を考えそのためのスケジュールを考え始める ー部下の話を聞いているとき、彼らが今後どうやって行動を改めるべきかの方法ばかり考える	不安ボックス： 私は以下のことを恐れている ー間抜けに見える ー屈辱を味わう ー無力感に襲われる ー物事をコントロールできなくなる ー大きな失敗を犯す ー誰かが大きな失敗を犯すのを放置する ー絶対に間抜けに見られたくない ー絶対に屈辱感を味わいたくない ー絶対に無力感に襲われたくない ー絶対に大きな失敗を犯したくない ー誰かが大きな失敗を犯すのを絶対に放置したくない	ー自分の存在価値は、高い問題解決能力である ー部下は私を人間として心から尊敬しているわけではない。彼らが私のことを一瞬でも間抜けに思ったら、私の話に耳を貸さなくなるだろう ー人を助けるとはその人が正しい方向に次の一歩を踏み出すのを助けることである ー無力感や屈辱感をもつならば決して良い上司にはなれない ー大きな失敗を犯すと人は二度と立ち直れない

Translated and reprinted with permission from "Immunity to Change" by Robert Kegan, Lisa Laskow Lahey. Harvard Business Press Books, 2009.
Copyright © 2009 Harvard Business School Publishing Corporation; all rights reserved.
Japanese reprint arranged with Harvard Business Publishing, Boston through Tuttle-Mori Agency Inc., Tokyo.
出典：ロバート・キーガン，リサ・ラスコウ・レイヒー著，池村千秋訳：なぜ人と組織は変われないのか：ハーバード流自己変革の理論と実践．英治出版，327，2013を一部改変

　さて、そろそろ免疫マップを完成することができたでしょうか。参考までに、ある病院長の例を 表9 に記しますので、適宜参照してください。

克服と実践──新しい情報で上書きする

　ではこのあと、具体的に何をすれば改善目標を達成することができ

るのでしょうか。あなたの強力な固定観念は、通常長い時間をかけて醸成されたものであり、強い思い込みであればあるほど修正は困難です。そう簡単には取り除けないものです。

　ではどうすべきか。ご自身の強力な固定観念を再検証する実験を行ってほしいのです。つまり、意図的にいつもと異なる行動をとったり発言をしたりしてみて、周囲からどんな反応や結果が生じるかを確認し、それに照らして、ご自身の**強力な固定観念の妥当性を検証**していただきたいのです。

　実験の結果、あなたの固定観念の妥当性が否定されたならば、その固定観念は「単なる思い込みであった」という新たな情報で確実に上書きしてください。また、あなたの固定観念が、常に事実とは限らないにもかかわらず固く信じていたという場合は、「過剰に受け止めすぎていた」という上書きが必要ですよね。面倒でも、一つひとつの固定観念の妥当性について、身近で小さな実験をして検証し、**正しい情報で上書き**をしてあげてください。

　なぜならば、強力な固定観念が修正されると、不安ボックスの内容が的外れだったことが判明し、裏の目標の無意味さに気づくからです。そうすると、もう裏の目標を追い求めなくてよくなり、阻害行動もとる必要がなくなり、結果として［1］枠の改善目標が達成しやすくなるのです。

　このメカニズム、すなわち［1］枠から［4］枠の関係性と問題解決の論理をご理解いただけたでしょうか。複雑な概念ですが、まずは全体の論理を理解していただき、［1］枠から［4］枠を正確に埋めて、実験をしてみてください。少しずつ、絡み合っていた糸が解ける感覚があると思います。このプロセスのどこかで、きっと解決の糸口が見つかると思います。

　読者の皆さまの一人でも、これまで叶わなかった未達目標について、今回最後のチャンスとして挑戦をされ克服されれば、これほど嬉しいことはありません。

第 4 部

パワーの委譲

第 1 章

後継者計画

　第3部までは一貫して、皆さまのパワーやリーダーシップを強化するための議論を進めてきました。しかし、最後の第4部では、パワーを適切に手放し、後進に委譲する話をします。キャリアの最終章で誰もが直面する、パワーの委譲について考えていきましょう。今はまだ若くご自身のパワーを委譲する未来は遠すぎるという方は、所属する組織のトップが適切にパワーを委譲していくために何をすべきかという視点で読み進めていただければと思います。

「後継者計画」は組織の最優先課題

　その顕著なリーダーシップで第二次世界大戦のフランスを率いて、戦後も数々の難局を乗り越えた第18代フランス大統領シャルル・ド・ゴールは、著書『剣の刃』の中で次のように述べました。「戦争準備とは、何はさておき、指揮官の養成にある。文字通り、国家と同様、軍隊も優秀な指導者さえあれば、その他は自らうまくいく」[84]。ド・ゴールはさらに、「優秀な指揮官を厳選すべしという原則に反対する者はいない。しかし、その実施において、我々は無数の困難にぶち当たる」[84]と続けました。企業も、病院も、あらゆる組織に、同様の議論が当てはまると思います。

　誤ったトップの指名とそれに伴う混乱は、組織を大きく傾かせます。それは、あらゆる関係者（株主、当局、顧客、患者、パートナー企業、協

力団体）の信頼を損なうのみならず、従業員の離反につながるからです。一方、優れたトップの指名が実現すると、マーケットは好感し、企業価値を向上させます。病院組織であれば、優れたトップのもとには、優れた医師や看護師が集まり、医療の質が向上し、患者が増えるというサイクルにつながるでしょうか。

　したがって、その前段としての「後継者計画」を周到に設計して実践することは、あらゆる組織にとって最優先課題の一つであることは間違いありません。これほど自明であるにもかかわらず、組織によってその取り組みの差が大きいテーマも他にないのではないでしょうか。たとえば、病院組織のトップ、あるいは、看護組織のトップについて、あらかじめ選抜する際の根拠となる「選抜基準」を作り、候補者を絞り込む「手法やプロセス」を設計し、内部の評価だけではなく第三者の評価もふまえて「客観的に選抜」している病院はどれほどあるでしょうか。

　このような指名など非現実的だと思われるかもしれませんが、透明性と納得性の高いトップの指名が実現されると、メンバーの組織に対する信頼度、忠誠心、ひいては意欲や満足度が高まります。そしてこの対象は、組織のトップに限りません。あらゆる階層における権限移譲に関する「後継者計画」を、皆さまの組織においても検討を始めていただきたいものです。

後継者計画の要諦 7 箇条

　具体的な後継者計画のお話に入る前に、実施にあたりとりわけ注意すべき要諦を7つほどご紹介したいと思います。これらは、組織のトップのみならず、多くの要職について当てはまる内容ですので、ぜひご自身にとって身近な具体的な要職を想定しながら読み進めてください。

［1］要件定義から始める

　後継者計画は、「個人名」ではなく「要件」から始めましょう。「要件」とは、該当ポジションに必須で期待される項目であり、選抜する際の基準となるものです。この要件に合致する候補者を選ぶと決めることが、大切な第一歩です。

　というのも、複数の評価者が共通して依拠できる基準がない中で、個人名の議論を始めると、複数の評価者それぞれが異なる基準で自由な意見を述べることになり、議論がまとまりにくいのです。声の大きい評価者の意見が通ってしまうリスクが高まります。また、人間関係が不安定な組織で後継者にかかる議論を個人名で始めると、代理戦争の様相を呈し始め、組織の派閥抗争の舞台になってしまうリスクもあります。

　他方、事前によく練られた選抜基準としてその役職に期待される要件が定義され共有されているならば、評価者の間で意見が割れた際にも、その要件に立ち戻って議論できるため、妥当な評価が促されやすくなります。まずは要件を合意し、要件を満たす候補者を特定することから始めましょう。

　ところでこの要件定義とは、どのように行うのでしょうか。要件定義を行うにあたっては留意すべきポイントが3つあります。

　1つめは、要件の中身に関するポイントです。今求められる要件のみならず、**将来的に求められるであろう要件を含めること**が重要です。たとえば、現職ではそれほど重要視されなかったけれども、今後は病院改革を進めていくため、次の看護師長には、「改革を推し進める力」が必須かもしれません。企業の例では、これからM＆Aも選択肢に入れて海外市場に打って出るフェーズに求められる要件と、向こう数年の中期経営計画の柱がコスト削減とオペレーションのリーン化（不要な要素の排除と効率化）を進めるというフェーズに求められる要

件は、異なりますよね。組織の今後数年の目標を実現するうえで求められるであろう重要な能力を見越して、要件を定義していくことが大切です。

2つめは、要件の作り方に関するポイントです。理想的には、組織内の人事機能にある人間が作成担当者となり、**現在のトップのみならず、前トップや現経営層など複数の経営職にインタビューをしたうえで、それらの声をまとめ、10項目程度の要件に収れんする**とよいでしょう。たとえば、社長の要件を定義する場合は通常、現社長、（前社長である）会長、副社長、取締役などを対象にインタビューを行います。ここで留意すべきは、経営者の要件にかかる洞察は、自らに経営経験がある人でないとなかなか持ち合わせていないものだということ、また「トップの要件」といったテーマを日頃から考えている人ばかりではないということです。ですから、インタビューをする際には、対象者に事前に質問表を渡し、質問についてあらかじめ準備してもらったうえでインタビューを行うという進め方が望ましいでしょう。

最後3つめは、要件の素案ができた後も、何度も練り直して推敲するプロセスを経て、間違いのない要件を定義することが肝要です。トップの要件を対外的に開示することが、コーポレート・ガバナンス・コードによって上場企業には要請されています。ですから、一旦完成した要件をのちに修正する際には、相応の理由や手続きが必要になります。大企業のトップの要件を作る場合は、社長つきのスピーチライターのような人が最終的に手を入れて完成させるケースも多いです。

［2］複数の候補者を検討する

日本的な慣行としては、あらかじめ現職が一人の後継者を念頭に置き、後継者には内々に「あとは頼む」と伝え、帝王学なるものを伝授しながら周囲からの了解を暗黙的に獲得し、粛々と権限を移譲してい

くという進め方があるかもしれません。しかし今の時代は、少なくとも組織のトップや経営陣については、現職の鶴の一声で後継者を指名するのではなく、**複数の候補者を立てたうえで客観的に透明性をもって公平に選抜する**ことが推奨されます。実際、上場企業のトップや取締役については、経済産業省が公表する「コーポレート・ガバナンス・システムに関する実務指針（CGSガイドライン）」によってこの「複数の候補者を立てたうえで」というのが正式に要請されています。もっとも、いわゆるComply or Explain（遵守せよ、さもなくば説明せよ）方式のソフト・ローですので、違反してもペナルティはありませんが、対応しない企業は、投資家やマーケット、顧客、競合企業を始めとするステークホルダーからの信頼を損ないかねません。

　また複数の候補者を立てるためには、事前に、力の拮抗する優秀な候補者が社内に複数名育成されている状態が整っている必要があります。そのためには、管理職が日頃から、たった一人の優秀な部下に過剰に依存するのではなく、複数の後継者を育成するという強い意志をもって部下マネジメントを行うことが望まれます。「後継を任せられる人間を複層的に育成すること」を、あらゆるリーダーがそのミッションの一つに加える必要があるように思います。実際、多くの企業で、管理職の評価項目に、こうした後継者育成を求める項目が加わり始めていますよね。

［3］データポイントを増やす

　人の評価は非常に難しいです。我々の誰もが何らかのバイアス（偏見）や候補者とのそれまでの関係性から来る感情をもっていますから、管理職経験が豊富な人間であっても、常に公平で妥当な評価をするというのは至難の業です。なかなか実現しにくいものです。皆さまの中にも、これまで人の見きわめで失敗した経験をもつ方は多いのではないでしょうか。

そんな難しい評価の精度を上げるには、どうすればよいのか。**データポイントを増やす**しかないのです。つまり、**複数の人間が、複数のデータ**（人事考課、多面評価、心理検査の結果など）**をもとに、複数の手法**（インタビュー、プレゼンテーション、行動観察など）**で評価を行い、それらの結果を突き合わせて再検証することで誤評価を最小化し慎重に最終結果を導き出す**ことによって適切さを担保するということです。避けるべきは、ある一つの手法に全幅の信頼を置いて結論づけること、たった一人が限られたデータをもって決定すること、あるいは現職社長の鶴の一声で後継者を決めることです。難易度の高い人の評価、精度を上げるには、データポイントを増やすしかないのです。

［4］資質を見きわめる

　10年くらい前からでしょうか、日本においても、心理検査が採用されるようになりました。人事考課や多面評価に加えて、本人がもって生まれた資質や行動傾向、趣向、リーダーシップ・リスクなどを炙り出すハイエンドな心理検査を、社長選抜時などに用いる事例が増えてきています。当然、インターネットから安価で入手できるような検査ではなく、妥当性や信頼性が高くハイエンドな心理検査を用いることが必須ですが、そういった検査であれば、かなり高い精度で有用な情報が得られるからです。

　具体的には、人事考課結果やインタビューだけでは確認できないであろう、**「後天的に変わりにくい資質」**に関する情報です。心理学の博士学位をもつ専門家が、適切な心理検査を選択して候補者に受検させ、その結果を分析するならば、たとえば、「資質レベルで候補者は該当ポジションにどれくらいフィットしているのか、していないのか」「候補者が持っている潜在的なリーダーシップ・リスクはどの程度か」「候補者のストレス耐性は社長職においても問題ないか」「候補者の対人能力は社長職を全うするうえで問題ないか」といった問いに

対する大まかな示唆を得ることができます。

　社長や病院長といった組織のトップの選抜においては当然ながら、トップでなくとも大きな組織を率いるポジションの選抜において、前述のデータポイントを増やすという目的に照らしても、心理検査を有効に活用することは推奨されます。組織としては、「その役職に就きたいという意欲だけが高い人」よりも、「**もって生まれた資質が役職に適している人**」を選びたいからです。資質が合致している人のほうが、長期的に無理なく成功しやすく、有事を乗り越える余力もあると想定されるからです。組織にとってクリティカルな要職については、何らかの形で、もともとの**資質を見きわめる**ことが、組織にとってのリスクマネジメントになるのです。

［5］十分な併走期間を持つ

　歴史をひも解くと、王や将軍などの後を継ぐ者は、さまざまな形で「帝王学」を学んできました。現代の組織の後継者も、トップに就く前に、「社長学」を体系的に、少なくとも数年かけて学ぶ必要があると思います。社長学の重要性はあまり声高に語られませんが、組織の将来を左右する重要なアジェンダです。

　日本企業を見わたしてみると、取締役や部門長として「管掌部門の業績」を出し続ける優秀な人材は潤沢に存在すると言われています。それまでの20年、30年というキャリアの論理的なnext stepとして取締役に就いた人が管掌領域で業績を出すというのは、彼らの得意分野に当たりますから、ある意味当然かもしれません。

　他方、社長職で結果を出し続ける人となると極端に人材が枯渇します。**社長職は取締役の延長線上にない**からです。たとえば、取締役までは目標が与えられますが、社長職になると、見えない未来を予測して会社が進む方向を決め、目標を作る立場に変わります。また、取締役から社長職に就くと、ステークホルダーが一気に拡大します。株

主、当局、同業種の社長、経済界の重鎮、労働組合など。考え方も価値観も、使っている言語も異なる多様なステークホルダーと短い時間で信頼関係を築きながら自社の利益を担保していくことが求められます。万一全社の業績が下方修正になったり、不祥事や事件などが起きたりした暁には、矢面に立って会社を守らなければなりません。株主や社外取締役、メディアからは恒常的に厳しい意見が提示されます。社長職に就任したその日から、それまでの取締役時代とは走る線路が変わり、比べものにならない広くて大きな責任がのしかかってきます。そうであるにもかかわらず、現職社長の中で、事前に十分な社長学を授けられた人はどれくらいいるでしょうか。

　この問題を解消する一つの手立てが、**現職社長と後任社長が併走する期間を十分に持つ**というものです。後任社長は、自身が数年後に社長職を担うのだと理解したうえで現職社長に伴走し、企業の来し方、理念、社長としての在り方や思考、ふるまい、決断の根拠など、言語化されにくい社長学を時代の変化の中で身につける数年によって、準備が整うと思います。この「十分な併走期間を持つ」という面から見た特筆すべき成功事例としては、ゴールドマン・サックス（Goldman Sachs）社が2018年末に行った社長交代、メルセデス・ベンツ・グループ（Mercedes-Benz Group）社[注6]が2019年に行った社長交代、そしてBHPグループ（BHP Group）社が2020年に行った社長交代が挙げられるでしょう。これらの詳細については、この後に記しますのでぜひ参考にしてください。

［6］選ばれなかった人にその後も活躍してもらう

　海外では、トップ争いに敗れた候補者はまもなく去り、他社での社

[注6] 社長交代があった2019年時点の社名はダイムラー（Daimler）社。ダイムラー社は、2021年に商用部門をダイムラー・トラック（Daimler Truck）として分離し、2022年にメルセデス・ベンツ・グループに社名変更した。

長職を模索するケースが多いです。一方日本では、選ばれなかった人も引き続き組織に残るケースが多いため、彼らにはその後も意欲的に働き、理想的には経営陣の一翼を担い、社長を助ける強力な右腕になってほしいものです。というのも、組織全体にとっての最大のリスクは、社長候補者であった優秀な人物が、最終的には選ばれなかったことによって意欲を失ったり、社長を邪魔する抵抗勢力になってしまったりすることです。

　そうしたリスクを避け、選ばれなかった後も候補者に意欲的に働いてもらうために何をすべきか。後継者選抜において、結果の公平は担保できません。選ばれる者と選ばれない者が必ず出てきます。ただし、**プロセスの公平性は担保できる**のです。候補者に対して、全体のプロセスについての透明性を担保し、多くの人が納得する指名を行い、その結果については選ばれなかった側にこそ丁寧にフィードバックし、彼らが引き続き強みを発揮できる適切なポジションを提示し、できることなら新たに選ばれたトップの右腕になってもらえるようなフォローをしたいものです。彼らが気持ちをリセットして、今一度モチベーションを高め、新社長就任後には、新社長を支えるべく新たな思いで邁進する状態にもっていくところまでが、指名（諮問）委員会、ひいては選ばれた社長の責務だと考えます。彼らを抵抗勢力にするか否かは、社長指名後の大きな分かれ道です。

　また、そのような透明性と納得性の高い選抜が実現されると、広く従業員が組織の決断を信頼できるようになり、ひいては組織に対する満足度や忠誠心の向上にもつながるでしょう。要職の人事というのは、新卒の従業員含めて誰もが注目して見ているものですから、人事の正当性は、全従業員のモチベーション・マネジメント上、きわめて重要な要素なのです。

［7］ 長期的には、入社時から始まる後継者計画を

ところで、トップの後継者計画を始めるベストな時期はいつだと思われますか。トップが退任する1年前でしょうか。それとも2〜3年前でしょうか。実は、**トップが就任したその日に始めるのが最も良い**とされています。就任したその日に後継者計画の議論を始めるならば、トップ自身が将来的な事案という認識で取り組めるため、保身に走ることなく冷静に組織全体にとって妥当な案に合意しやすく、また、何年先かわからない後継者について個人名での生々しい議論にはなりにくいからです。ですから、新たなトップが就任したならば、できるだけ早いタイミングで、「緊急ではないが重大な事案」として、後継者計画の立案を始めるべきだと思います。

これを体現している世界的な事例として、オーストラリアのエネルギー関連企業であるBHPグループ社の先進事例をご紹介しましょう。同社は、新卒研修から始まる壮大な後継者育成スキームを持っています。その結果、歴史的に、自社内で社長候補者を育成し、優れた社長を順当に内部昇格させている著名な企業です。

同社の後継者計画は、毎年世界各地で採用する約1,000人の新卒社員の入社と同時に始まります。この入社時点から本社人事部は、「将来の社長候補」という視点で開発と選抜をスタートさせるのです。同社に特徴的なのは、本社人事が社員のあらゆるデータを一括管理し、蓄積し、これらの潤沢なデータを参照して重要な人事を決めるという点です。入社時に受検する各種能力検査や心理検査の結果から始まり、5年ごとに実施される心理検査や集合研修の評価結果などが、毎年の人事考課とともに保存されていきます。こうして長年蓄積されたデータは、重要な参考情報として総合的に判断され、部門長選抜や役員選抜、さらには社長指名の際に参照されます。

こと社長の後継者計画に至っては、常に5〜6年先を想定して、年に4回の経営会議で議論され、候補者が絞り込まれていきます。社

長候補者人材は毎年選抜され、インテンシブなリーダーシップ開発プログラムが提供されます。そして対象者は、**1** いつでも社長職になる準備ができている、**2** 2～3年後に準備完了予定、**3** 5年後以降に準備完了予定、という区分で評価され、毎年更新されていきます。現在のマイク・ハーレイ社長は、こうした長期にわたる全社挙げての後継者計画を経て選ばれた内部昇格社長です。

　BHPグループ社の後継者計画が優れているのは、各種検査を継続的に実施しているとか、データベース化が優れているといった表面的な仕組みだけではありません。同社の後継者計画の真の意義は、何よりも自社内でベストな社長候補者を育成するという強い意志を全社一丸となって実践していること、社員の資質と経験による成長の両方について、長期間の丁寧な観察と支援により妥当性の高い評価をしていること、後継者計画の工程と評価基準が公明正大であること、社長の後継者計画を本社が一括管理することで現場による人材の囲い込みや見逃しリスクを防ぎ全社員に公平な機会を提供していること、だと思います。個人的には、同社の仕組みを超える科学的かつ長期的な後継者計画にはいまだ出会ったことがありません。

第2章

後継者計画のプロセス

　では次に、後継者計画を進める際のプロセスについての話を進めていきたいと思います。以下（ 表10 ）は、企業の社長指名におけるプロセスをベースにご説明していますので、後継者計画の中でも最も手厚いプロセス例です。特にフェーズ4、5については、組織のトップなどの要職に適用するプロセスですので、中間管理職の指名においては必須ではないかもしれません。皆さまの組織の状況や規模に応じて、また該当ポジションによって、項目を取捨選択して参考にしてください。

表10 　**後継者計画の全体プロセス（例示）**

	実施項目
フェーズ1 要件定義	ー経営理念や中期経営戦略の柱等を前提にあるべきトップの姿を定義 ー経営経験者へのインタビューをふまえたトップの要件を定義
フェーズ2 後継者計画設計	ー候補者群の選定手法の確定 ー候補者群の絞り込み ー指名（諮問）委員会等における運用プロセス、年間日程の確定
フェーズ3 評価	ー1次選抜された候補者について評価実施 ー上記結果をふまえて最終候補者を確定
フェーズ4 指名	ー候補者へのフィードバック ー関係者への報告 ー指名
フェーズ5 開発プラン策定 と実施	ー最終候補者全員について能力開発テーマの特定と個別開発プラン策定 ー開発プラン実行 ー進捗状況モニタリング

後継者計画の全体プロセス

フェーズ1　要件定義

　後継者計画において最も重要なのが、前提となる該当ポジションのあるべき姿の明確化と見きわめの基準となる要件の設定、いわゆる「要件定義」です。あるべき姿を定める際によりどころとなる情報としては、組織の理念やミッション・ビジョン・バリュー、言語化されていないかもしれないけれども全社員が共有している組織のDNAのような行動規範、そして、組織の今後3〜5年の戦略を示す中期経営計画などが挙げられます。これらを丁寧に棚卸して、前提条件を確認したうえで、該当ポジションについてあるべき姿を十分議論して合意することが重要です。

　組織のトップ（社長や院長）のあるべき姿について、一家言を持つ幹部は多いです。ゆえに、議論がなかなかまとまらず、半年近くこの議論を続けるケースもあります。しかし、後継者計画の一丁目一番地は、この「あるべき姿の定義」です。十分な議論を経て、広くステークホルダーが納得し、そこから指名を始められるような合意に辿り着きたいものです。

　あるべき姿が合意されたならば、評価の基準となる「要件定義」に進みます。要件を定義する際にはまず、組織の理念やミッション・ビジョン・バリュー、組織のDNAや行動規範、向こう3〜5年の戦略の柱などをふまえて、それらを実現するために必要な要件を「論理的に整理する」というプロセスが重要となります。

　ただこれだけでは机上の空論になりかねません。組織トップの要件は、管理職のそれとは異なり、経験者にしかわからないところが多分にあるからです。したがって、経営経験者である前トップ（会長など）や現職トップ（社長や病院長）が考えるその組織ならではのトップに求

められる要件を言語化するプロセスは避けて通れません。また、組織トップの要件について、日頃から明快に言語化している人は必ずしも多くないかもしれません。会長や社長、病院長らがその経営経験から考える、その組織のトップに求められる要件を漏れなく確実に捉え、誰もがわかる形で言語化できるかどうかは、後段の指名判断の際に効いてきます。ここで定義した要件が判断の根拠になりますから、最終的な指名の根拠や説明に大きな影響すら与える場合があります。

　前トップ、現トップ、取締役、その他関係者らにインタビューを行い、該当ポジションに期待される要件をリストアップしていきます。関係者が多岐にわたる際には、アンケート形式で期待要件のピースを集める方法もあります。これらの結果をふまえた要件の素案を作成し、推敲を重ね、最終化していきます。

フェーズ2　後継者計画設計

　さて、あるべき姿と要件が定義された暁には、その実行計画を策定する段になります。後継者計画の進め方全体の枠組みを設計していきます。決めるべき内容は、評価手法（インタビュー、行動観察、心理検査、360度評価など）、それぞれの評価基準、それぞれのプロセスについての関係者、年間日程、指名（諮問）委員会および取締役会における手続きなどです。通常、トップの後継者計画であれば、半年から1年をかけて丁寧に進める計画を組んでいきます。要は、どんな手法を用いて、どんな手続きをもって、最終候補者から次期トップに絞り込むのか、指名（諮問）委員会では何をどのように議論し、取締役会に答申するのか、取締役会においてはどのように議論を進めて承認するのか、社外取締役はどのタイミングでどの程度の関与をさせるのか、などについて想定しながら、向こう半年から1年の日程に落とし込んでいきます。

　なお、フェーズ1の要件定義とフェーズ2の後継者計画設計につ

いては、どちらを先に行うべきかという議論があります。後継者計画全体のロードマップを設計したうえで、あるべきトップの姿や要件定義を進める方法は、いわゆるプロジェクトマネジメントという観点からは論理的な手順と言えるでしょう。一方で、定義された要件次第で評価手法が変わる可能性があること、また後継者計画に初めて取り組む場合はいきなり全体像を間違いなく設計することが困難な場合もあることから、まずは具体性の高い要件定義から始めるほうが取り組みやすく、その後に全体設計を行うほうがスムーズのように思います。

フェーズ3　評価

いよいよ候補者の評価に入ります。まずは、人事考課や上司・人事部門の推薦から、一次候補者を特定します。その後、フェーズ1で決めた手法を用いて評価を実施します。

繰り返しになりますが、人を評価することは難しいものです。このように難易度の高い、人の評価の精度を上げるには、データポイントを増やすしかありません。つまり複数の手法を組み合わせ、結果を突き合わせて再検証するプロセスを経ることで、誤評価を最小化するという考え方が適切だと考えます。避けるべきは、ある一つの手法に全幅の信頼を置いて結論づけること、あるいは現職社長の鶴の一声で後継者を決めることです。そういった進め方でも結果は変わらないかもしれませんが、組織のトップの指名においては、最大限のリスクマネジメントを行いましょう。

さて、社長やトップマネジメントの選抜においてしばしば利用される手法を一覧で示したのが 表11 です。それぞれの手法について、概要とメリット、デメリットを示しています。ご覧のとおり、残念ながら、いずれの手法にもメリット、デメリットがあります。単独で完全な手法はないのです。ゆえに、複数の手法を組み合わせ、結果を突き合わせながら最終判断をすることが、最大の要諦だと考えます。

表11 **評価手法一覧**

手法	概要	メリット	デメリット
心理検査	ー本人による自己評価	ー事前対策が難しく、本人でさえ把握していなかった資質、ストレス耐性、変化への適応力等が把握可能	ー思い込みが強すぎる候補者の場合は、適切な判断とならない
多面評価	ー周囲(上司・同僚・部下)が評価する ー評価者を最低6人程度設定することで精度が担保される ー運用に際しては、秘匿性、中立性の確保が重要	ー他手法では把握困難な情報を取得できる ー周囲の評価、特にリーダーとしてのリスクが把握できる ー組織別傾向から組織課題の特定や対策も可能	ー実施目的や結果の利用について憶測が入り、恣意的な評価となることがある ー評価者、被評価者の成熟度によっては、公正さや受容度に問題が生じることも
面談	ー専門家による構造化された探求型の厳密な(Probing)インタビューは有効 ー社外取締役による面談も増加傾向	ー対象者の再現性の高い行動特性を把握する	ー本人申告のため、完全な把握は困難 ー組織に対する影響力等は確認が困難

フェーズ4　指名

　全候補者についての評価結果を、事務局と評価者で共有します。候補者の強みと課題を抽出し、総合評価をしていきます。必要に応じて、関係者への報告と議論を重ね、最終候補者を確定します。その後、候補者全員に対して結果のフィードバックを行い、正式に後継者を指名します。

　前述したように、次期トップが確定した際に何よりも丁寧に行うべきは、最終候補者全員への透明性高く誠実なフィードバックです。当然意気消沈する期間はあるものの、トップ候補者にまで選ばれた人物たちです。組織としては、彼らが引き続き高い意欲をもって活躍し、トップを支える一翼を担ってくれるというのが理想です。当然、本心の奥深いところではなかなか難しいことではあるものの、気持ち新た

にプロフェッショナルとして社長を支える経営陣となってもらえるように、透明性高く誠実に、評価結果を個別にフィードバックすることが肝要です。

フェーズ5　開発プラン策定と実施

指名が終わったらそれで終わりではありません。せっかく時間をかけて組織のトップ数名について行った評価結果を、将来のためにさらに活用しない手はないでしょう。

最終候補者全員に対して、今後取り組むべき個別の開発テーマと、具体的な開発プラン（研修、コーチング、新たなアサインメントなど）を共有し、彼らが着実に開発プランを実行していくようモニタリングしていきましょう。評価プロセスにおいて特定された強みを一段と伸ばしたり、課題を克服したりすることができれば、組織の将来にとって望ましいですよね。

トップ候補者へのモニタリングなど、組織内の人間ではやりにくいという場合は、第三者に依頼すればよいのです。トップだから、No.2だから、課題がないということはありません。むしろトップだからこそ、継続的に成長し続ける仕組みを持つことが、ひいては組織を助けることにつながります。

組織を率いる立場になると、周囲の誰も厳しい批判などしなくなります。組織のリーダーたちが裸の王様になることなく、一段の高みを目指すことができるよう、能力開発や、トップとして理解すべき項目（会社法、リスクマネジメント、コーポレート・ガバナンスなどにかかる項目）のアップデートや、専門家との1対1のコーチング、もしくはスピーチ力の向上など、その気になればトップがさらに強化できる領域は広いのです。指名が指名で終わることなく、経営陣の適切で継続的な能力開発を始める契機となれば、その指名は成功したと言えるのではないでしょうか。

最後に、選ばれなかった候補者たちに、適切なポジションを用意しましょう。後継者計画は、選ばれなかった候補者が引き続き気持ちよく活躍してくれるように対応することで完了します。

　以上、後継者計画について概要を紹介してきましたが、皆さまの組織ではどの程度必要でしょうか。必要である場合、実現できそうでしょうか。これまで後継者計画など存在しない、口にすることが憚られる、あるいは何やらブラックボックスであった組織においては、最初の一歩を踏み出すことが何よりも困難かもしれません。しかし、透明性と納得性の高い後継者計画の実践があらゆる組織に要請される日はもう目の前だと思います。1年目からすべてのプロセスをカバーする必要はありません。とにかく後継者計画について議論を始め、一歩を踏み出し、その後毎年少しずつ改善・充実させていくというのがよいと思います。

> **commentary**
> ## 評価の内幕——エグゼクティブ・アセスメントの現場から
>
> 　「エグゼクティブ・アセスメント」という仕事について、耳にされたことはあるでしょうか。社長職や経営陣といった企業の上位職の選抜に際して、第三者の立場から評価（アセスメント）を行うという仕事です。
> 　私がロンドンと東京でエグゼクティブ・アセスメントに従事してきた経験から、その内幕についてお話ししたいと思います。コーポレート・ガバナンス・コードは強化の一途を辿り、社長指名の客観性や透明性の確保と説明責任は、ますます強く要請される潮流です。皆さまが所属している組織の規模によっては、まだまだずいぶん先の話に感じられるところもあるかもしれませんが、この潮流は近い将来、大方の組織に及んでくると考えます。
> 　第三者評価は、当然表には出てこない仕事であることに加えて、社長や経営陣の市場流動性が低い日本では、認知度が低いように感じています。

一方、たとえばロンドンでは、状況が異なります。特に西欧や北米では、社長職や経営陣の流動性が高く、外部招へい社長が全体に占める割合は2割を超えます。最終的には内部昇格社長が指名される場合でも、欧米の上場企業の社長指名においては、外部候補者を検討するのが常です。社長ならずとも経営陣やCxO、カントリーマネージャー層の採用においても、外部候補者が検討されます。自然、第三者評価者（アセッサー）の出番が多くなるのです。
　この、社長や経営陣の評価を行うアセッサーには、必須要件として、心理学の博士学位と数年以上の第三者評価経験が求められます。現職のアセッサーを見わたしてみると、産業・組織心理学の博士学位取得者が大勢を占めています。彼らは、まずは先輩のアセッサーに同席し、数年間はひたすら書記や心理検査結果の分析といったサポート業務を担います。ファームによって異なりますが、通常最低2〜3年程度は、こうしたサポート業務を通じて評価の肝、アセスメントインタビューの進め方、仮説の立て方、探求型検証（Probing）の手法、効果的な質問方法などを学びます。アセスメントの結果が候補者のその後のキャリアに影響を与えうるのですから、学位に加えてこうした数年の修行期間が課されるのは当然かと思います。
　もう1点、エグゼクティブ・アセスメントの場合、被評価者の年齢は相応に高くなります。ゆえに、年齢差別は厳禁であるものの、アセッサー側も相応の年齢であることが望ましいという暗黙の共通認識はあるため、いわゆる「グレーヘアーアセッサー」が望まれます。したがって、博士課程修了後の新卒でこの仕事を始める場合、まずは書記や心理検査や多面評価結果の統計分析を主に担当し、メインのシニアアセッサーを助ける役割を担い、相応の経験を積んで30代半ばくらいから、ようやく一人立ちして社長候補者に対峙するというのがよくある風景です。
　他方、日本においては、アセッサーに対してこうした要件が適用されていないのが現状です。欧米とは市場環境が異なるため安易な比較は適切ではありませんが、日本のアセッサーの多くが心理学博士の学位をもたずに、各種心理検査の資格と経験だけで、組織の将来を左右する社長や経営陣のアセスメントを行っている点については、懸念をもたざるをえません。
　なお、このアセッサーという仕事、欧米では、学生が修了後に就きたい

人気職業ランキング上位の常連となっています。実際、私がアセスメント結果のフィードバックを終えたあと、ほっとした候補者から、「どうしたらあなたの仕事に就けるの？　必要な資格は？　子どもに紹介したいのであなたの経歴を教えてほしい」と言われたことが何度もあります。企業にとってクリティカルなトップの指名に、専門性をもって貢献できるという点では、興味深い仕事と言えるでしょう。

　一方で、神でもないのに「人が人を評価する」というこの仕事、なんと僭越な、業の深い仕事だろうと私はいつも思っていました。社長指名に際しては、前章で見たように、候補者のそれまでの人事考課、多面評価、社外取締役の評価、複数のアセッサーによる第三者評価などが総合的に検討され最終決定されるのですから、アセッサー一人の評価は複数あるデータの一部に過ぎないのですが、とはいえ自身の評価結果が、被評価者のその後のキャリアに相応の影響を与えうる重い責任がある事実はまぬかれません。それだけの責任をもてないならば、自身の評価能力に躊躇があるならば、やるべきではない仕事だと考えます。アセッサーは、深く広い心理学の知識とビジネスの知見を根拠に、最新の理論や手法を常に学び、厳に公平さをもって、間違いない評価をしなくてはなりません。自分の評価に何らかの留保があるならば、追加のデータを収集し科学的に再検討し、確信をもったうえで結論を出すというプロセスを徹底する義務があります。

■ ミスアセスメントはこうして起こる

　筆者が担当した指名案件の中で、わずかではありますが、他のアセッサーによる評価結果に首をかしげざるをえないケースがありました。その原因として考えられるのが、アセッサーのもつ何らかの偏見や思い込みです。言い換えると、本人も気づいていない「無意識バイアス」の罠です。そんな初歩的なバイアスの影響を受けるアセッサーがいるのかと驚くなかれ、バイアスとは多くの場合、無自覚で無意識だからバイアスなのです。ゆえにアセッサー本人としては何ら悪気はなく、評価にゆらぎが生じることは十分想定できる事態ですから、私にもあなたにも誰にでも起こりうる現象です。そんな無意識バイアスについて、代表的な例を4つほど紹介しましょう。

1 内集団バイアス・親近感バイアス

アセッサーがまず排除すべきは、出身地や出身校、はたまたスポーツや趣味など、自分と同じ属性の相手に内集団意識や親近感をもつ「**内集団バイアス**（In Group Bias）」と「**親近感バイアス**」です。これは、採用時に潜みがちなバイアスですが、第三者評価においても意識して排除しなくてはなりません。特に、アセッサー自身が自分の出身校に強い自信や誇りをもっている場合、その母校を共有する候補者に対して内集団意識や親近感をもつことにより評価の上振れを起こすリスクがあります。

筆者が勤務していたロンドンオフィスでは、アセッサーも候補者も、双方がいわゆるオックスブリッジ（Oxbridge）[註7]出身者であふれていました。すると候補者インタビューの冒頭で「何カレッジ？　何年卒業？」といった雑談に相当の時間が費やされることになります。これが双方イートン校（Eton College）[註8]出身ともなると雑談はさらにヒートアップします。母校話に自然と花が咲くのは何ら悪いことではありません。雑談によって候補者の人柄が浮き彫りになることも多いからです。また候補者としては当然、アセッサーに対して、悪いよりは良い印象を与えたいという思惑も見え隠れします。ただこうした状況下で、アセッサー側に、内集団バイアスが生じることは問題です。実際英国では、このイートン、オックスフォード、ケンブリッジ出身者が、政界や法曹界のみならず実業界の上層部も占拠しているわけで、その背景にはこの内集団バイアスが一役も二役も買っているのは否めないでしょう。出身校のみならず、出身地への強い思いや、長年親しんできたスポーツや音楽、趣味なども同様です。

では、内集団バイアスや親近感バイアスをどうやって予防するか。評価に際してアセッサーは、**意識的に共感力を抑制する**必要があると思います。目の前の候補者に対して<u>表面的に共感を示す</u>ぶんには何ら問題ありません。そもそも、アセッサーと被評価者の間には相応の信頼関係が必要ですし、十分な情報量を候補者から引き出すためには候補者が話しやすい雰囲気を醸成することも重要ですから、アセッサーが相応の共感を示すこと

註7　英国オックスフォード大学（University of Oxford）とケンブリッジ大学（University of Cambridge）の併称。

註8　正式名称は、「King's College of Our Lady of Eton beside Windsor」。1440年に創設された全寮制の男子ボーディングスクール。英国ロンドン郊外にある。ケンブリッジ大学キングス・カレッジの姉妹校である。

はむしろ良いことです。しかし内面では、自身との共通項ゆえの過度な共感を排して厳に中立に評価する姿勢は、強調してもしきれないほど重要です。アセッサーはあまり感情的に入り込まず、多少「傍観者の視点で」臨むくらいがよいと言われるゆえんです。インタビューに際してアセッサーは、候補者の属性や背景の情報を一旦横に置き、目の前の人物に集中するという強い自制（コントロール）が必要であることは言うまでもありません。

2 ステレオタイプバイアス（一般化バイアス）と確証バイアス

「**ステレオタイプバイアス（一般化バイアス）**(Stereotype Bias)」も要注意です。ある集団に属する人達の特徴を勝手に一般化し、ステレオタイプに判断してしまうことです。たとえば、「社長職には年齢が高い候補者が適する」とか、「高学歴の候補者は総じて成果を出すだろう」とか、「南国出身の人は陽気である」とか、「声が大きい候補者はリーダーシップがある」等々、愚かなステレオタイプを挙げればきりがありません。特に危険なのは、同質的な集団においては、お互いに類似したステレオタイプバイアスをもちがちであるため、それがステレオタイプであることにすら気づきにくいということです。

こうしたステレオタイプがあるところに、さらに「**確証バイアス**」が加わると致命的です。確証バイアスとは、自分の仮説や思い込み、あるいは願望を満たす情報やデータばかりを集めてしまい、反対の情報やデータを見ない、軽視する傾向を指します。候補者のある属性を契機にステレオタイプの一般化をし、さらにそれを補強する情報ばかりを集めると何が起こるか。候補者についての当初の（誤った）仮説が立証され、あたかも紛れのない事実のように見えてしまいます。ステレオタイプバイアスに確証バイアスが加わると、容易に評価がぶれることは想像に難くないでしょう。

これを予防するには、残念ながらアセッサー個人の知性に頼るほか、とりたてて有用な手法は見当たらないのが現状です。まずは、何がステレオタイプなのか、どんな一般化が起こりやすいのか、自分が犯しがちな一般化は何かといった自分に関する知識をもつこと、加えて、確かな科学的思考やロジカルシンキングを備えることが肝要です。そもそも仮説を立案する際には、その根拠は妥当か、情報ソースに偏りはないか、立場や視点が限定されていないか、論理の飛躍や矛盾はないかなどについて、自問自答すべきです。知識、思考、知性が磨き込まれていれば、安易に確証バイア

スに流れるリスクは最小化できると考えます。

3 ハロー効果（後光効果）

さまざまあるバイアスの中でも、なかなか自分で気づくことが難しく、ゆえに意図せずに誤った結論を導いてしまいがちなバイアスが「**ハロー効果（後光効果）**（Halo Effect）」というものです。ハロー効果には「**ポジティブ・ハロー効果**」と「**ネガティブ・ハロー効果**」の2種類があります。

「**ポジティブ・ハロー効果**」の実例は枚挙にいとまがありません。たとえば、候補者が最近ある大型案件をまとめるという業績を挙げたとしましょう。この直近の一案件の成功を拡大解釈して全体評価に適応してしまい「この候補者はあらゆる困難な案件をまとめ上げる手腕に優れる」といった高評価をしてしまうケースです。また、候補者が圧倒的に言語に堪能であるとしましょう。するとこの高度な言語力に引っ張られ、候補者として最有力なのではないかという偏った仮説を持ってしまうというケースもあります。誤った強い仮説を持った状態でインタビューが始まると、そしてそこに確証バイアスが重なると、誤った仮説を補強する情報収集に陥ってしまいます。なおこのポジティブ・ハロー効果は、学歴や容姿、爽やかな第一印象にも当てはまります。

これとは逆の「**ネガティブ・ハロー効果**」の実例にも事欠きません。ある優秀な候補者が、海外出張帰りに空港から直接、オフィスに来ました。長時間のフライト直後のインタビューであったため、身だしなみに多少の乱れがあったことは事実です。同席した先輩アセッサーは、その候補者が空港から直行したことを知らなかったため、インタビュー終了後の開口一番、「〇〇氏は少し匂いがしたし、服装が乱れている。彼はないな」と言いました。私は慌てて、彼が出張帰りに空港から直行したことや前回会った際には完璧ないで立ちであったことを伝えて事なきを得たことがあります。一つのネガティブな特徴や外見が、候補者の全体評価を下げてしまうネガティブ・ハロー効果には、どちらの側においても、気をつけたいものです。

4 慈悲的バイアス

最後に、意外に無意識にもっている人が多いのは「**慈悲的バイアス**（Benevolent Bias）」です。慈悲的バイアスとは、マイノリティに対する過度に好

意的な思い込みを指します。たとえば、女性でかつ有色人種の候補者を自動的に高く評価してしまうとか、LGBT候補者の人間性は全員素晴らしいと決めつけるとか、学歴が劣る候補者について仕事の業績やリーダーシップなど他の強みを過剰にハイライトして高く評価するなど、思い当たる方はいらっしゃいませんか。

　昨今の多様性を推進する趨勢とも相まって、慈悲的バイアスを他者が指摘して修正することはあまり容易ではありません。むしろ慈悲的バイアスが推進される要素が多分にある時代とも言えるかもしれません。もっと言うと、属性や思考の多様性が求められる昨今の指名において、意図的にマイノリティの候補者を擁立することもあります。候補者に女性を入れるとか、外国籍の候補者を含めるといったことはよくある話ですよね。しかし、最後の最終候補者の評価に際しては、多様性自体が目的でない場合は、慈悲的バイアスや、マイノリティであるか否かといった外的属性にひもづいた議論を排して、公平で厳正な評価をすべきだと考えます。

第4部　パワーの委譲

第3章

後継者計画のケーススタディ

　誤ったトップ指名は、組織を大きく傾かせるリスクがあります。トップの交代が失敗した結果、優秀な社員が流出し、業績が一時的に傾くのみならず、最悪な場合には上場廃止や他社による買収、廃業さえ起こりえます。一方、優れたトップ指名は、短期・長期にわたる企業価値向上をもたらします。広く世界から、象徴的な成功例と失敗例を見ていきましょう。

対照的な社長交代

　少し前の話になりますが、同時期に同業界で、まったく対照的なトップ交代がありました。

　2018年2月、3年連続の赤字決算が表面化したドイツの金融最大手で欧州投資銀行部門の雄であるドイツ銀行（Deutsche Bank）をめぐって、メディアが「複数の著名バンカーに最高経営責任者（CEO）就任を打診したものの断られた」と報じました。翌3月、ドイツ銀行のジョン・クライアンCEOが報道を否定し「自身は引き続き職務に身をささげる」との声明を出しました。しかし市場の憶測はこれでは沈静化せず、後継者探しが迷走する事態に陥ったのです。4月、国内外株主からの圧力に抗しきれなかったのか、クライアンCEOは更迭されました。後任にクリスティアン・ゼービング副CEOの昇格が発表されましたが、同行の株価は長らく低迷しました。

一方で、米国ウォール街を代表する投資銀行のゴールドマン・サックス社でも同時期に社長交代がありました。2008年のリーマン・ショックを乗り切り、長期政権を担っていたロイド・ブランクファインCEOが2016年12月、早々にハービー・シュワルツとデービッド・ソロモンの共同COO就任を発表しました。自身の退任1年半以上前に、事実上、後継筆頭候補を内外に示した格好です。2018年初頭、ブランクファインCEOの同年末の退任がいよいよ明らかになりました。その後、もう一人の後継候補とされていたゲーリー・コーンがトランプ政権に転じ、シュワルツは引退しました。最後に一人残る形となった本命ソロモンCOOが同年7月、ブランクファインCEOの後任に指名されたのです。十分な時間をかけて複数の候補者の中から最終候補者が絞られ、泰然とした後継者指名が実現したという結末です。マーケットはこれに好感し、株価は大きく跳ね上がりました。

　安定的な社長交代は、事業の連続性を担保するといった実質的な意味合いだけではなく、広く内外のステークホルダーにもマーケット評価にも影響があることを明らかに示した事例と言えるでしょう。欧米の有力投資銀行2つが同時期に進めた対照的なトップ交代は、その成否がいかにその後の企業の運命を変えるか、ゆえにその前段である後継者計画を成功裏に進めることがいかに重要かを示唆しています。

十分な併走を経た社長交代

　社長交代にかかる要諦の一つに、「現職社長と後継社長の併走期間を十分にとる」という鉄則があることは、前述のとおりです。指名実務の世界では、理想的には3年程度の併走期間があると望ましいとされています。これを文字どおり実現したのが、高級車の代名詞「メルセデス・ベンツ」をブランドに抱えるドイツの自動車大手、メルセデス・ベンツ・グループ社（当時の社名はダイムラー社）です。

遡って2015年末、当時のディーター・ツェッチェ社長が、「遅くとも2019年には引退する」意向を発表しました。これを受け白羽の矢が立ったのが、オラ・ケレニウス取締役です。その後の2016年2月の監査役会で、❶ツェッチェ現社長の任期を2019年12月31日までとすること、❷ケレニウス取締役の管掌をメルセデス・ベンツ販売部門から、グループの研究およびメルセデス・ベンツ開発部門へ移管すること、❸研究・開発担当のウェーバー取締役が退任することが決定されました。監査役会のマンフレート・ビショフ会長はケレニウス取締役について、「事業部門に加え、グループ内のさまざまな技術部門の経験を十分に積んだケレニウスには、ダイムラー社の先端技術における地位を強固なものにし、一層発展させていく能力がある」と説明しました。つまり、ツェッチェ社長が自身の4年後（2019年）の引退を発表した直後の監査役会において、ケレニウス取締役は同社において最大の要職であるグループの研究開発部門トップに指名され、同氏が後継社長という方向性が内外に発信されていたのです。

　この後は、外資系企業の常として、社長競争に敗れた候補者たちが順次退職していきました。有力な社長候補とされていたトラック・バス部門担当取締役らがまもなく辞任に至りました。そして2019年5月の株主総会で、46歳のケレニウス取締役が社長に昇格しました。社長就任時にケレニウスはすでに、財務、販売、研究開発のすべての機能を経験していたというのも驚きはありません。あらかじめ、複数の必要な機能を経験するべく、周到なジョブローテーションが行われていたのです。

　さてメルセデス・ベンツ・グループ社の社長交代の意義としては、❶足かけ4年弱の併走期間を持つことで、若き経営者が十分な経験と社長学を備えたうえで承継したこと、❷内外の合意形成がスムーズに実現されたこと、❸ケレニウスがスウェーデン出身で、1886年にゴットリープ・ダイムラーとカール・ベンツが自動車を発明したという創業ストーリーをもつドイツの名門企業において初めての非ドイ

ツ人社長が誕生したことが挙げられると思います。世界各地の市場に顧客やパートナー企業をもつメルセデス・ベンツ・グループ社は、多様なステークホルダーに訴える理想的な後継者計画を実現したのです。当然、この社長指名は世界中から好感されるところなりました。

お家騒動の顛末

　最後に、社長交代をめぐる混乱の結果、優良企業が経営難に陥り、独立性を失った例を見てみましょう。

　高級路線の家具販売で知られていた大塚家具では2009年、創業者で社長であった大塚勝久氏の長女、久美子氏が社長に就任し、勝久氏が会長に退きました。しかし2014年7月、長引く「お家騒動」が始まります。勝久会長と久美子社長の対立が激化し、久美子社長が解任され、勝久会長が社長を兼務することになりました。しかしこの対立が先鋭化し、双方の退任を求めて経営権を争う委任状争奪戦へと発展してしまいます。2015年3月の株主総会では、久美子氏の社長再任と勝久氏の会長退任が承認されました。

　これで一件落着すると思いきや、企業の信用やイメージが悪化したせいでしょうか、業績が大きく傾き始めます。2018年12月期までに3年連続の赤字決算となり、2019年12月にはヤマダデンキ（当時の社名はヤマダ電機）傘下に入ることになりました。2020年7月、4期連続の赤字決算が確定し、東京証券取引所の上場廃止猶予期間入り銘柄（2022年4月30日まで猶予）に指定されました。同年12月、長引く業績不振の責任をとる形で、久美子社長は自ら退任し、親会社ヤマダホールディングス社長の三嶋恒夫氏が大塚家具社長職を兼務することが発表されるに至ったのです。

　お家騒動という形での社長人事の混乱の結果、業績が悪化し、買収され上場廃止に至った、大変不幸な事例です。しかも、騒動以前の大

塚家具は、20年以上も無借金経営を続けた優良企業であったにもかかわらずです。社長交代でこれほどの騒動とならなければ、現在の事態には至らなかったのではないかと、胸が痛くなる事例です[85]。

　以上の例は氷山の一角に過ぎません。社長交代の成否がその後の企業の運命を大きく左右する重大なファクターであることに異論はないでしょう。ゆえに、社長交代を成功に導く後継者計画の重要性は言を待ちません。後継者計画を周到に設計、実行することは、組織にとって最優先命題の一つといっても過言ではないと思います。

　それにもかかわらず、現在においても、後継者計画にかかる取り組みの濃淡は大きいです。たとえば、後継者計画に精通した専任社員を複数充当している組織はどれくらいあるでしょうか。また、トップの後継者計画を担当する部署についても、企業によって異なります。ある企業では取締役会室やコーポレート・ガバナンス部が担当し、ある企業では人事部の一部の人員が兼任業務として行っているのが実情です。

　コーポレート・ガバナンス・コードや投資家が明確に要請してきたにもかかわらず、トップの後継者計画が公明正大に議論され、推進されにくい背景には、現職トップへの遠慮や忖度、阿吽の呼吸による指名への過度な自信、前例踏襲への呪縛、あからさまな後継者争いへの抵抗感、その背後にある日本社会の非流動的な労働市場があることは想像に難くありません。またこれらは、我々日本人の価値観と結びついている面も大きいため、一朝一夕に変えることが難しいことも十分理解できます。しかしながら、繰り返しになりますが、後継者計画の不出来、あるいは不作為によるトップ交代を契機に、組織はあっと言う間に転がり落ちうることは歴史が証明しています。

第 4 章

パワーを手放す

パワーを手放せないリーダーたち

　日本の小売業に「流通革命」[86]をもたらし、1972年に一代で売上高日本一を達成したのは、ダイエー創業者兼元社長の中内㓛氏です。第二次世界大戦中は、フィリピンなどに派遣され、補給が途絶え食べることもままならない中、重傷を負うという生き地獄を体験しました。神戸育ちの中内氏は、とにかく「死ぬ前にもう一度すき焼きを腹いっぱい食べたい」[87]と戦地で願い続けていたと言います。命からがらに帰国したものの、敗戦後の日本では、食料不足と混乱が続きました。大変な苦労の日々の中、中内氏は、「小売業を通じてなんとか日本を豊かな社会にしたい」という信念をもつようになりました。ダイエーの「よい品をどんどん安く、より豊かな社会を」という理念は、戦中戦後を生き抜いたご自身の、悲壮な原体験から来る使命感を現しています。

　ほどなくして中内氏は、主婦の店ダイエー薬局を開店しました。その後、医薬品や食品を大量に安売りすることで消費者を豊かにする新たなモデルを打ち立てたことにより、ダイエーは破竹の勢いで拡大し、5年後の1961年には売上高が50億円を超えるまでに、創業わずか15年後の1972年には、小売業売上高日本一を達成しました。その背景には、「価格は顧客が決める」としてメーカーの希望小売価格に反対し、価格を抑えた自社のオリジナルブランド（プライベートブラン

第4部　パワーの委譲

ド）製品開発を進め、既存メーカーとの対立を辞さない強い信念に基づいた経営手法がありました。

　一方で中内氏が苦労したのが、後継者計画です。長男と次男を同社に入社させ、後継者として育てようとしたものの、この時期にはすでに、会社自体の経営状態が悪化していました。バブルが崩壊した1990年代後半、米国発の大規模ディスカウントストアモデルを踏襲した「ハイパーマート」事業に失敗し、当時新たに勃興してきた家電量販店や専門店の攻勢を受け、1998年にはとうとう、赤字に転落しました。翌1999年、中内氏は会長職に退きましたが、長男が継ぐことはなく、長男は自ら副社長職を辞するに至りました。2001年、第3代社長に高木邦夫氏が就任し、大規模なリストラクチャリングを断行するものの業績は回復せず、とうとう2004年、産業再生機構の支援のもと経営再建を図ることになりました。このとき、中内氏自身の資産管理会社の特別清算も始まり、保有していたダイエー株すべてを売却処分せざるをえない状況に追い込まれ、晩年は自身が居住するマンション一室を保有するだけになりました。

　一代で日本の流通業界に壮大な貢献を果たした中内氏にもかかわらず、ダイエーとしての社葬は執り行われませんでした。その後、同業他社の有志らが発起人となって盛大な「お別れ会」が開かれ、広く中内氏の功績が称えられたこと、2,000人を超える参列者に見送られたことはせめてもの救いですが、偉大な創業者の最期にふさわしい社葬での見送りがなかったことには、中内氏の後継者問題の不首尾が影を落としているように思います。

　多くの偉大な成功者たちがなぜ、適切にパワーを手放しスムーズに権限を委譲することができないのか、疑問に思われるでしょうか。なぜ、キャリアの晩節を汚してしまう偉大なリーダーが後を絶たないのでしょうか。

　米国ハーバード・ビジネス・スクールで教鞭をとる経営学者ジョ

ン・コッターは、次のように説明しています。

「同じ会社で30〜40年、あるいは50年も働いたなら、非常に強くその組織と同一化し、精神的にその組織に強くのめり込むのは珍しいことではない。この強いエゴと感情的な関わりあいのために引退を考えることは、自分の子どもの一人を捨ててしまうかのように感じられるのである。あるいは、自分の体の一部を他人に引き渡してしまうようにさえ感じるのである。つまり、それは考えられないことなのだ」[88]

「企業家や同族会社を経営している人びとが、財産の大部分、ときにはほとんどを自分の会社に投資しているのは珍しい例ではない。そのような人びとが、後継者の育成が下手で、強い意志をもった経営者であることもまた珍しくない。だから、60歳や70歳での引退が、文字どおり何百万もの損失になりかねないと恐れてしまうのである」[88]

成功者と言われる人びとの多くは、目標や夢や志を実現するために懸命に働き、パワーを得て影響力を発揮しようと並々ならない努力をもって邁進してきたはずです。しかし、いつの間にか、本来の目標よりも**「手にしたパワーを手にし続けること」**に関心が移ってしまうことがあるようです。目標を実現するための「手段」に過ぎなかったパワーが、あるときからそれ自体が「目的」化してしまうということです。人は一度大きなパワーを手にすると、手にしたパワーから離れがたくなってしまうという、煩悩です。「目的」と「手段」をはき違えることがないように肝に銘じたいものです。

潔いパワーの手放し方

他方、周囲が驚くほど潔く、パワーを手放すリーダーもいます。以下に、日本発の顕著な事例をご紹介します。彼らは何を考えパワーを手放したのか、手放した後の生き方はいかなるものか、きっと皆さま

ご自身の来たるべきときの決断の参考になると思います。1つは、最高業績を挙げた直後に自ら社長職を退き、若い社長に委譲した任天堂の君島達己氏の事例。もう1つは、57歳の若さで会長職を1年で退き社会貢献活動にシフトしたソニーの平井一夫氏の事例です。

好調時の社長交代

「パワーを手放す」というテーマにおいて、あっぱれとしか表現しえない代表的な事例と言えば、任天堂の社長交代でしょう。最高業績を記録した2018年、当時68歳だった君島達己社長は、翌期の増収増益も十分見込める中で、当初の予定を前倒しして若き後継者（46歳）の社長就任を発表しました。見事な社長交代です。あなたが経営者として、会社をV字回復させたとしましょう、同じことができますか。私は正直、自信がありません。むしろ次世代への承継を「後ろ倒し」して社長職にしがみつきたくなるのが、権力を手にした人間の常ではないでしょうか。

君島氏は、前任の岩田聡社長の急逝を受け、2015年に社長に就任しました。急遽就任した君島社長ですが、あの新型ゲーム機「ニンテンドースイッチ」を再ヒットさせ、業績をV字回復させるという大仕事を成し遂げました。スイッチ大ヒットの立役者です。結果、2018年3月期の連結決算は、売上高前期比2.1倍、営業利益前期比6倍、純利益は36.1％増を記録し、翌2019年3月期も増収増益が見込まれるというところまでもってきました。にもかかわらず君島社長は、その翌月の取締役会で、自身の相談役就任と、自分より22歳若い古川俊太郎常務の社長職昇格人事をまとめたのです。業績がまさに絶頂のときに、自らは社長職から退き、二回り近く若い社長を誕生させるという偉業です。当時の君島社長のコメントがまた秀逸です。

「ゲームの購入者の中心となる若者に近い感覚も必要であるため、自身の就任直後から世代交代を模索してきた。決算が想定よりかなり

上回り、当初の考えより社長交代を早めた。変化の激しいゲーム業界で継続的にヒット商品を生み出すため、海外展開の加速を見据え、海外経験が長く、英語も堪能な古川氏が適任である」

このような経営観をもって、後継者計画に臨みたいものです。

さて、若き後継者古川氏の経歴ですが、長く経理部門で実力を発揮しました。その後、「ポケットモンスター」のコンテンツ等を手がけるポケモンの社外取締役を経て、2015年に経営企画室長に就任しました。ゲーム機やソフトの販売計画作成にも携わり、ニンテンドースイッチのヒットにも貢献した実績があります。さらに、ドイツにある欧州統括会社に10年間駐在するなど、海外畑の人材でもありました。

君島氏が、市場を洞察し、自社の行く先を海外展開の加速と狙いを定め、長期的な戦略を実現するうえで最適な古川氏を、時宜を捉えて抜擢した功績は大変に大きいと思います。その後も続く任天堂の好業績、高株価についても周知のとおりです。直近の2024年3月期決算においても、前期比13.4％増で過去最高益を更新したばかりです。君島元社長の期待に応えた古川俊太郎社長は、海外売上高比率を78.3％に上げ、円安による為替差益があったとはいえ、過去最高の営業利益4,906億円を達成しました[89]。

社会活動へのシフト

適切にパワーを手放すリーダーの一つの特徴として、現職にあるときからすでに社会活動を始め、引退後にいよいよ本格的に社会貢献活動に本腰を入れるというリーダーがいます。引退後に学校を作る、恵まれない子どもたちを支援する、大学などで教鞭を執る、農業を始める、書籍を執筆する、などなど。自分の人生の残り時間を考えたときに、「自分を社会にどう役立たせるか」という視点をもって、これまでの経験があるからこそ貢献できる領域を見つけることができたならば、潔くパワーを手放し、世のため人のためになり、周囲から称賛さ

れる引退が実現するように思います。

　ソニーで代表執行役社長兼 CEO を 6 年、会長を 1 年間務めた平井一夫氏は、57 歳の若さで退任しました。平井氏が代表執行役社長兼 CEO に就任した 2012 年当時のソニーは、主力のテレビ事業で赤字が続くなど深刻な業績不振に苦しんでいました。平井氏は、徹底した構造改革を進めながら、継続的に収益が積み上がる体質への変革に成功し、退任した 2018 年 3 月期は、過去最高だった 1998 年 3 月期以来 20 年ぶりに営業最高益を更新し、「ソニー復活」を印象づけました。平井社長は、さらに 3 年の任期を更新するかと期待される中、吉田憲一郎氏にその職を委譲しました。その後も、代表権のない会長として吉田社長をサポートしましたが、円滑に経営体制が移行できたとして、1 年後には会長職も退任し、その後は、非常勤のシニアアドバイザーとして、経営陣の要請があれば助言を行う役割に徹しました[90]。退任にあたり、平井会長は次のようにコメントしています。

　「2018 年 4 月に吉田憲一郎さんに CEO 職を委譲して以降、この 1 年間は会長という立場から円滑な経営体制の移行をサポートしてきた。吉田さんのもと、マネジメントチームと社員が一致団結し、ソニーという会社をより一層輝かせていく体制が整ったと確信し、35 年間過ごしたソニーグループから卒業することを決めた」[91]

　のちに平井氏は、NHK の番組の中で大学生のインタビューに答える形で、社長退任を決めた理由について 4 点、さらに説明しています。

　「社長は車で言えば、アクセルを 120％ 全開で突き進まなければいけない。社長がアクセル全開ではない会社の社員や株主さん、お客さんってちょっと幸せじゃないですよね。あと 3 年間、アクセル全開でできるだろうかというと、ちょっとどうかなあ、という気持ちがあったのが理由の 1 つです」

　「私が社長をやるっていうことは、他の社長になれるような役員の

皆さんが社長になる可能性を封印することですよね。その間、ソニーを**新しい方向に持っていくチャンスを摘んでしまって本当にいいんだろうかと。**それって自分のアジェンダで、会社のアジェンダじゃないなって、もう潮時かなと思ったのがもう1つの理由です」

「それからこれは決して悪い意味で言っているのではないですが、**ソニーで仕事をするというのは、私の人生の目的ではなく手段**なんです。(中略)ソニーには大変お世話になったけれど、**違うところで社会に貢献したいという思いがあった**のも理由です」

「車で言うクルーズコントロール、アクセルを踏まなくても速度を一定に保っているような状態です。**活性化というのはすごい大事な点**で、これも、社長のポジションから降りて次のリーダーにバトンタッチした理由になります。リーダー、特に社長はポジションで、いろんな難しい決断をしなければいけません。数多くの難しい決断の中で、トップ5かトップ3に入るのが、**いつ後進に道を譲るか。大変重要な経営判断**です」[92)]

その後の平井氏ですが、プロ経営者として他社の経営に携わらないかという要請が数多く舞い込む中、「(ソニーグループ内で)3回も経営再建を経験したので、もういいかな」と、それらをすべて断って、社会貢献活動に転じました。

平井氏は、一般社団法人 Project KIBO を立ち上げ、子どもたちの未来創造のきっかけとなる感動体験を提供するプロジェクトを推進しています。平井氏によると、相対的貧困に苦しむ子どもたちの「教育の格差」はもちろんのこと「体験の格差」が、彼らの未来の選択肢を狭め、自己肯定感が上がらない原因となっていると説明しています。この「体験の格差」に着目し、恵まれない子どもたちにさまざまな感動体験を提供することで、彼らが将来「これをしたい」「こうなりたい」と希望をもつきっかけになり、人生を切り拓く力にしてほしいという趣旨のようです[93)]。また、自身の活動から生じる報酬を、子ど

第4部 パワーの委譲

もの貧困や格差解消に取り組む団体に寄付しています。
　平井氏はもともと、長期政権に警鐘を鳴らしています。

「長期政権になると周りはトップの癖を知っているから、意思決定を先回りするようになる。そうすると社長はオートパイロット（自動操縦）。組織の緊張感がなくなり、あっと言う間に機能不全に堕ちていく」[94]
　過去最高益を叩き出した2018年3月期を最後に、平井氏は社長職を退きました。
「次の任期を引き受ければ確実にオートパイロットになる。すでにその兆候はあったので」[94]

　ここで重要な視点は、平井氏の思考において、主語が「私が」こうしたいといった社長職個人ではなく、「長期的視点に立った会社としては」〇〇すべきというものであり、それが年月を経ても変わらずぶれないということだと思います。長年組織を率いてきても、過去最高業績を叩き出しても一貫して、「組織が長期的に成功し続けるために何がベストかを第一に考え、無私の判断で行動できる」ことこそが、トップの要件ではないでしょうか。これは、前述の任天堂の元社長、君島氏にも共通する価値観だと推察します。
　また、平井氏の潔い退任と社会貢献活動への注力は、ノブレス・オブリージュ（Noblesse Oblige）の体現と言えるでしょう。組織のトップこそ、現役時代から社会活動を構想することで、あるいは実際に行動を始めることで、時を捉えた健全なトップ交代が促されると思います。引退後の人生を、余生ではなく、それまでの経営職を超える社会貢献という壮大なテーマに取り組むことができる時間と考えるならば、残り時間はむしろ少ないと感じるでしょう。

　世界を見わたしてみると、多くの事例に事欠きません。代表的な例

としては、マイクロソフト（Microsoft）社創業者のビル・ゲイツ氏とメリンダ・ゲイツ氏は、「すべての生命の価値は等しい（all lives have equal value）」という理念のもと、世界の病気・貧困・教育・IT問題への挑戦を目的として、世界最大の慈善団体ビル＆メリンダ・ゲイツ財団（Bill & Melinda Gates Foundation）を設立しました。成功した組織のトップたちが、ベストのタイミングで後進に譲り、さまざまな社会活動に尽力する世の中になれば、それによって救われる人びとが増え、社会問題の解決が進み、より良い社会を次世代に残せるように思います。これこそが、あるべきパワーの手放し方だと私は考えています。

おわりに

　ビジネスの世界にいた22年間を振り返ると、多くの幸運や機会に恵まれた一方で、組織の力学に翻弄され対人関係について悩むことが折々にありました。そうした状況に対して当時の私は、その時々で、場当たり的で直感的な解決策を模索するばかりで、根源的なアプローチに思いが至らなかったように思います。たとえば、組織の力学や人が動かされるメカニズム、モチベーションの源泉などを体系的に理解し、大元から解決するといったことはできませんでした。

　のちに、組織行動論や組織心理学、社会心理学、組織社会学などを学ぶ中で気づいたのは、過去の自分の思考や言動、「対人」の悩みの原因は、「無知とナイーブさ」にあったということです。さらに研究を進めていくと、過去の摩擦の原因が明瞭に説明できたり、さらにあのリーダーのあの素晴らしい言動はこういうことだったんだと気づくことも多々ありました。また、万一問題が根本的には解決できずとも、培った知識を背景に状況をきれいに整理できるならば、悩みはいったん落ち着くということも嬉しい気づきでした。総じて、もっと早くにこれらの学問に触れることができていたなら、もっと早くに対人面の停滞から自由になり、もっとしなやかに爽やかに仕事だけに全力投球できたのでは……と心底悔やんだ時には、40歳になっていました（笑）。

　そんなこともあって、現在担当するビジネススクールの授業では、かつての私のような失敗を学生が繰り返すことがないように、最強の転ばぬ先の杖を提供するぞ、という思いで日々講義をしています。多くの学生が、「もっと早くこの授業を受けたかった」「過去に失敗した理由がわかった」と言ってくれます。

　理想を言えば、ビジネススクールよりももっと早い段階、大学の学部やできれば高校のうちから、対人理解を深める幅広い学問に触れる

ことができれば、より早くから様相の違う人生を送ることができると思います。人への対応、組織の見方、仕事の在り方、そもそもの仕事に対する思想などについて解像度が上がるからです。

　元来「リベラル・アーツ」は、人間が束縛から解放され自由を得るための知識や、よりよく生きるための力を身につけるために生まれました。中でも、組織行動論は我々に世の中や組織や人を見るうえでの複数の視点を提供してくれますから、これらの学問を体系的に学ぶと、自分が取りうる選択肢が増えるだけでなく、思考や行動を変えるきっかけも得られると思います。これこそ、人生をより豊かなものにしてくれる「知性」です。リベラル・アーツの威力とも言い換えられるでしょう。

　本書をきっかけに、今後皆さまがさらに広く深い学問の旅を始められ、すでに進行中の方はさらに継続され、そしてその旅が生涯続くものであることを、心から祈念しています。そうして得た知見が、将来のあなたを助け、より自由な人生を送る道標になると信じています。

　最後に、本書の発刊に向けて、常に適切にタイムリーに指導、伴走してくださった親愛なる医学書院の編集者、福島史子氏に心から感謝します。そして、私のエネルギーの源で、背中を押し続け、支え続けてくれた夫と息子に本書を捧げます。

2024 年 8 月
髙岡明日香

引用・参考文献

1) McCall, M.W., Jr., & Lombardo, M.M.: What Makes a Top Executive? Psychology Today, 17(2), 26-31, 1983
2) Hunter, F.: Community Power Structure: A Study of Decision Makers. University of North Carolina Press, 1953
3) Mills, C.W.: The Power Elite. Oxford University Press, 1956
4) French, J.R.P., Jr., & Raven, B.: The Bases of Social Power. In Cartwright, D. (Ed.), Studies in Social Power. University of Michigan Press, 150-167, 1959
5) Mintzberg, H.: Power In and Around Organization. Prentice-Hall, 1983
6) Mintzberg, H.: Power and Organization Life Cycles. Academy of Management Review, 9(2), 207-224, 1984
7) Weber, M.: Economy and Society: An Outline of Interpretive Sociology. University of California Press, 1978
8) Lukes, S.: Power: A Radical View. Palgrave Macmillan, 1974
9) Lukes, S.: Power: A Radical View (2nd ed.). Palgrave Macmillan, 2005
10) Takaoka, A.: Introducing the Fraudulent Power Model: Unquestioned Power Behind Data Falsification Crimes. Organizational Science (組織科学), 57(4), 126-143, 2024
11) 定性分析の手法としては,Straussian Grounded Theory を採用.
    Strauss, A., & Corbin, J.M.: Basics of Qualitative Research: Grounded Theory Procedures and Technique. SAGE Publications, 1990
12) Palmer, D.: Normal Organizational Wrongdoing: A Critical Analysis of Theories and Misconduct in and by Organizations. Oxford University Press, 2012
13) オリエンタルランドグループ:行動規準「The Five Keys〜5つの鍵〜」(東京ディズニーリゾート)
    https://www.olc.co.jp/ja/sustainability/social/safety/scse.html (last accessed 2024/07/02)
14) Galton, F.: Hereditary Genius An Inquiry into Its Laws and Consequences. Macmillan & Co., 1869
15) Bramwell, B.S.: Galton's "Hereditary Genius": And the three following generations since 1869. Eugenics Review, 39, 146-153, 1948
16) Stogdill, R.M.: Personal Factors Associated with Leadership: A Survey of the Literature, Journal of Psychology, 25(1), 35-71, 1948
17) Stogdill, R.M.: Handbook of Leadership: A Survey of Theory and Research. Free Press, 1974
18) Blake, R.R., Mouton, J.S., & Bidwell, A.C.: Managerial Grid, Advanced Management, Office Executive, 1(9), 12-15, 1962
19) Ghiselli, E.E., & Brown, C.W.: Personal and Industrial Psychology (2nd ed.). Mcgraw-Hill, 1955
20) House, R.J.: A Path Goal Theory of Leader Effectiveness. Administrative Science Quarterly, 16(3), 321-339, 1971
21) House, R.J., & Howell, J.M.: Personality and Charismatic Leadership. Leadership Quarterly, 3(2), 81-108, 1992
22) Howell, J.M., & Shamir, B.: The Role of Followers in the Charismatic Leadership Process: Relationships and Their Consequences. Academy of Management Review, 30(1), 96-112, 2005
23) Tucker, R.C.: The Theory of Charismatic Leadership. Daedalus, 97(3), 731-756, 1968
24) Burns, J.M.: Leadership. Harper & Row, 1978
25) Avolio, B.J., Waldman, D.A., & Yammarino, F.J.: Leading in the 1990s: The Four I's of Transformational Leadership. Journal of European Industrial Training, 15(4), 9-16, 1991
26) Kotter, J.P.: John P. Kotter on What Leaders Really Do. Harvard Business Review Press, 1999
27) May, D.R., Chan, A.Y.L., Hodges, T.D., & Avolio, B.J.: Developing the Moral Component of Authentic Leadership. Organizational Dynamics, 32(3), 247-260. 2003

28) Luthans, F., & Avolio, B.J.: Authentic Leadership Development. In Cameron, K.S., Dutton, J.E., & Quinn, R.E..(Eds.), Positive Organizational Scholarship. Berrett-Koehler Publishers, 241-258, 2003
29) Hill, L.A., Brandeau, G., Truelove, E., & Lineback, K.: Collective Genius: The Art and Practice of Learning Innovation. Harvard Business Review Press, 2014
30) Denning, S.: A Roadmap for Reshaping Capitalism. Forbes, July 7, 2019 https://www.forbes.com/sites/stevedenning/2019/07/07/a-roadmap-for-reshaping-capitalism/ (last accessed 2024/07/02)
31) Densford, L.E.: Tylenol Fallout: New Laws, New Liabilities. Progressive Grocer, December 1982
32) Tedlow, R.S., & Smith, W.K.: James Burke: A Career in American Business (A). Harvard Business School Case 389-177, April 1989 (Revised October 2005)
33) Tedlow, R.S., & Smith, W.K.: James Burke: A Career in American Business (B). Harvard Business School Case 390-030, August 1989 (Revised October 2005)
34) Brown, M.E., & Treviño, L.K.: Ethical Leadership: A Review and Future Directions. The Leadership Quarterly, 17(6), 595-616, 2006
35) Paulhus, D.L., & Williams, K.M.: The Dark Triad of personality: Narcissism, Machiavellianism, and psychopathy. Journal of Research in Personality, 36(6), 556-563, 2002
36) Cragun, O.R., Olsen, K.J., & Wright, P.M.: Making CEO Narcissism Research Great: A Review and Meta-Analysis of CEO Narcissism. Journal of Management, 46(6), 908-936, 2020
37) Freud, S.: On Narcissism: An Introduction. 1914 (Republished in 2014 by Read & Co. Great Essays)
38) American Psychiatric Association: Diagnostic and Statistical Manual of Mental Disorders, Fifth Edition, Text Revision (DSM-5-TR®). American Psychiatric Publishing, 2022
39) Pincus, A.L., & Roche, M.J.: Narcissistic Grandiosity and Narcissistic Vulnerability. In Campbell, W.K., & Miller, J.D. (Eds.).: The Handbook of Narcissism and Narcissistic Personality Disorder: Theoretical Approaches, Empirical Findings, and Treatments. John Wiley, 31-40, 2011
40) Galvin, B.M., Lange, D., & Ashforth, B.E.: Narcissistic Organizational Identification: Seeing Oneself as Central to the Organization's Identity. Academy of Management Review, 40(2), 163-181, 2015
41) Raskin, R., & Shaw, R.: Narcissism and the Use of Personal Pronouns. Journal of Personality, 56(2), 393-404, 1988
42) Cramer, P.: Freshman to Senior Year: A Follow-Up Study of Identity, Narcissism, and Defense Mechanisms. Journal of Research in Personality, 32(2), 156-172, 1998
43) Campbell, W.K., Goodie, A.S., & Foster, J.D.: Narcissism, Confidence, and Risk Attitude. Journal of Behavioural Decision Making, 17(4), 297-311, 2004
44) Rhodewalt, F., & Morf, C.C.: On Self-Aggrandizement and Anger: A Temporal Analysis of Narcissism and Affective Reactions to Success and Failure. Journal of Personality and Social Psychology, 74(2), 672-685, 1998
45) Sedikides, C., Campbell, W.K., Reeder, G.D., Elliot, A.J., & Gregg, A.P.: Do Others Bring Out the Worst in Narcissists? The "Others Exist for Me" Illusion. In Kashima, Y., Foddy, M., & Platow, M. J. (Eds.).: Self and Identity: Personal, Social, and Symbolic. Lawrence Erlbaum Associates Publishers, 103-124. 2002
46) Chatterjee, A., Hambrick, D.C.: It's All About Me: Narcissistic Chief Executive Officers and Their Effects on Company Strategy and Performance. Administrative Science Quarterly, 52(3), 351-386, 2007
47) Oesterle, M.J., Elosge, C., & Elosge, L.: Me, Myself and I: The Role of CEO Narcissism in Internationalization Decisions. International Business Review, 25 (5), 1114-1123, 2016

48) Kontesa, M., Brahmana, R., & Tong, A.H.: Narcissistic CEOs and Their Earnings Management. Journal of Management and Governance, 25(1), 223-249, 2021
49) Rijsenbilt, A., & Commandeur, H.: Narcissus Enters the Courtroom: CEO Narcissism and Fraud. Journal of Business Ethics, 117(2), 413-429, 2013
50) Regnaud, D.A.: The Relationship Between Top Leaders' Observed Narcissistic Behaviors and Workplace Bullying. Walden University ProQuest Dissertations Publishing, 3633423, 2014
51) 総務省：労働力調査（基本集計）2023 年（令和 5 年）平均結果．2024
https://www.stat.go.jp/data/roudou/sokuhou/nen/ft/index.html（last accessed 2024/07/03）
52) 厚生労働省：令和 4 年度雇用均等基本調査．2023
https://www.mhlw.go.jp/toukei/list/71-r04.html（last accessed 2024/07/03）
53) The Economist: The Economist's Glass-Ceiling Index. 2023
https://www.economist.com/graphic-detail/glass-ceiling-index. (last accessed 2024/07/03)
54) Catalyst.: Women in U.S. Corporate Leadership: 2003. 2003
https://www.catalyst.org/wp-content/uploads/2019/01/Women_in_US_Corporate_Leadership.pdf (last accessed 2024/07/03)
55) Goldin, C., & Rouse, C.: Orchestrating Impartiality: The Impact of 'Blind' Auditions on Female Musicians. American Economic Review, 90 (4), 715-741, 2000
56) Powell, G. N., & Graves, L.M.: Women and Men in Management (3rd ed.). Sage Publications, 2003
57) Rhee, K. S., & Sigler, T.H.: Untangling the Relationship Between Gender and Leadership. Gender in Management, 30(2), 109-134, 2015
58) Watson, C. & Hoffman, L.R.: The Role of Task-Related Behavior in the Emergence of Leaders: The Dilemma of the Informed Woman. Group & Organization Management, 29(6), 659-685, 2004
59) Eagly, A.H., Makhijani, M.G., & Klonsky, B.: Gender and the Evaluation of Leaders: A Meta-Analysis. Psychological Bulletin, 111(1), 3-22, 1992
60) Heilman, M.E., Wallen, A.S., Fuchs, D., & Tamkins, M.M.: Penalties for Success: Reactions to Women who Succeed at Male Gender-Typed Tasks. Journal of Applied Psychology, 89(3), 416-427, 2004
61) Parks-Stamm, E.J., Heilman, M.E., & Hearns, K.A.: Motivated to Penalize: Women's Strategic Rejection of Successful Women. Personality and Social Psychology Bulletin, 34(2), 237-247, 2008
62) Warning, R.L., & Buchanan, F.R.: An Exploration of Unspoken Bias: Women Who Work for Women. Gender in Management, 24(2), 131-145, 2009
63) Baumgartel, H.: Leadership Style as a Variable in Research Administration. Administrative Science Quarterly, 2(3), 344-360, 1957
64) Collins, J.: Built to Last: Successful Habits of Visionary Companies. Harper Business, 2002
65) Collins, J.: Good to Great: Why Some Companies Make the Leap ... And Others Don't. Harper Business, 2011
66) Collins, J.: Level 5 Leadership: The Triumph of Humility and Fierce Resolve. Harvard Business Review, 79(1), 66-76, 2001
67) Collins, J.: Turning Goals into Results: The Power of Catalytic Mechanisms. Harvard Business Review, 77(4), 70-82, 1999
68) Goleman, D.: Leadership that Gets into Results. Harvard Business Review, 78(2), 78-90, 2000
69) Stamoulis, D.: Making it to the Top: Nine Attributes that Differentiate CEOs. Russell Reynolds Associates, 2018
https://www.russellreynolds.com/en/insights/reports-surveys/making-it-to-the-top-nine-attributes-that-differentiate-ceos (last accessed 2024/07/03)
70) Cialdini, R.B.: Influence: Science and Practice, 5th edition. Pearson, 2008. Pearson, 2008；ロバー

ト・B・チャルディーニ著，社会行動研究会監訳：影響力の武器［第三版］：なぜ，人は動かされるのか．誠信書房，2014
71) Cialdini, R.B.: Influence: The Psychology of Persuasion New and Expanded. Harper Business, 2021；ロバート・B・チャルディーニ著，社会行動研究会監訳：影響力の武器［新版］：人を動かす七つの原理．誠信書房，2023
72) Mehrabian, A.: Silent Messages: Implicit Communication of Emotions and Attitudes. Wadsworth Publishing Company, 1972
73) 前掲書 71），475
74) 白石仁章：杉原千畝：情報に賭けた外交官．新潮社，2015
75) Cohen, A.R., & Bradford, D.L.: Influence Without Authority (3rd ed.). Wiley, 2017
76) McCauley, C, D., Velsor, E. V., & Editors.: The Center for Creative Leadership Handbook of Leadership Development (2nd ed). Jossey-Bass, 2004
77) Kotter, J.P.: Power and Influence: Beyond Formal Authority. Free Press, 1985
78) Rahim, M.A.: Managing Conflict in Organizations (4th ed.). Transactions Publishers, 2011
79) Hogan, R., Hogan, J., & Warrenfeltz, R.: The Hogan Guide: Interpretation and Use of Hogan Inventories. Hogan Assessment Systems, 2007
80) Hocker, J.L., & Wilmot, W.W.: Interpersonal Conflict (10th ed.). McGraw-Hill, 2018
81) Fisher, R., Ury, W.L., & Patton, B.: Getting to Yes: Negotiating Agreement without Giving In. Penguin Books, 2011
82) Leonardo, N.LCSW: Active Listening Techniques: 30 Practical Tools to Hone Your Communication Skills. Callisto Publishing, 2020
83) Kegan, R., & Lahey, L.L.: Immunity to Change: How to Overcome It and Unlock the Potential in Yourself and Your Organization. Harvard Business Review Press, 2009；ロバート・キーガン，リサ・ラスコウ・レイヒー著，池村千秋訳：なぜ人と組織は変われないのか：ハーバード流自己変革の理論と実践．英治出版，2013
84) シャルル・ド・ゴール著，小野繁訳：剣の刃．文藝春秋，38，2015
85) 以上全 4 社の事例についての事実関係詳細については，新聞記事等を参考．
86) 林周二：流通革命：製品・経路および消費者．中央公論社，1962
87) 堤清二：追悼 堤清二が語る中内功氏［ダイエー創業者］ 戦場で倒れたリーダー．日経ビジネス，(1309), 7, 2005
88) ジョン・P・コッター著，加護野忠男・谷光太郎訳：パワーと影響力：人的ネットワークとリーダーシップの研究．ダイヤモンド社，198，1990
89) 以上事実関係詳細については，任天堂株式会社のアニュアルレポート，決算説明資料，新聞記事等を参考．
90) 以上事実関係詳細については，新聞記事等を参考．
91) 時事通信社：ソニー，平井会長が退任へ＝復活を確信，「卒業決めた」．2019 年 3 月 28 日
92) NHK：ソニーグループ 平井一夫さん "社長退任" は大変重要な経営判断．大学生とつくる就活応援ニュースゼミ，2022 年 10 月 7 日
93) 一般社団法人プロジェクト希望，2022 年度年次報告書
https://c3e185b1-b3f2-400f-8cd5-de2c0828063a.usrfiles.com/ugd/c3e185_774461115a3c4ccfbfe6227bfada1e92.pdf (last accessed 2024/07/10)
94) 本田雅一：想定通りに進まなかった波瀾万丈の半生記 ソニー シニアアドバイザー 平井一夫．東洋経済オンライン，2019 年 8 月 2 日

索引

数字
5種類のパワー ... 21

あ行
偉人理論 ... 47
一次元的権力 ... 24
一体性 ... 115
一般化バイアス ... 201
影響力の行使 ... 9
影響力の武器 ... 100
エグゼクティブ・アセスメント ... 197
オーセンティックリーダーシップ理論 ... 57

か行
外発的動機づけ ... 134
確証バイアス ... 82, 201
カリスマ・リーダーシップ理論 ... 53
関係性のパワー ... 14
希少性 ... 113
規範のパワー ... 34
経験学習 ... 167
権威 ... 108
権威主義的リーダーシップ ... 84
権力構造理論 ... 21
好意 ... 105
後継者計画の全体プロセス ... 191
公式のパワー ... 13, 22, 34
行動理論 ... 49
後光効果 ... 202
個人のパワー ... 14
コミットメントと一貫性 ... 102
コンフリクト・スタイル ... 142
コンフリクト・マネジメント ... 141

さ行
サイコパシー ... 69
参加型リーダーシップ ... 53, 87
三次元的権力 ... 25
資質理論 ... 47
自発的な従属 ... 23
自発的隷従論 ... 15
慈悲的バイアス ... 202
社会的証明 ... 104
集合天才理論 ... 57
状況適合理論 ... 51
条件適合理論 ... 51
親近感バイアス ... 81, 106, 200
人脈のパワー ... 14
心理検査 ... 195
ステレオタイプバイアス ... 201
組織の機能不全 ... 31

た行
ダーク・トライアド ... 69
代表性ヒューリスティック ... 82
タイレノール事件 ... 62
脱線研究 ... 3
多面評価 ... 195
哲人政治論 ... 45
特性理論 ... 47
取引的なリーダーシップ ... 55

な行
内集団 ... 115
内集団バイアス ... 200
内発的動機づけ ... 134
ナルシシズム ... 69, 71
ナルシシティック・リーダーシップ ... 70
二次元的権力 ... 24

は行
パーソナリティ理論 ... 72
パス・ゴール理論 ... 52
ハロー効果 ... 202
パワーの定義 ... 23
パワーを生み出す源泉 ... 12
反応行動の3要素 ... 9
非公式のパワー ... 22
不健全なパワー ... 27
変革型リーダーシップ ... 55
変革型リーダーシップ理論 ... 55
変革を阻む免疫機能 ... 169
返報性 ... 101
ボス・マネジメント ... 121
本物のリーダーシップ理論 ... 57

ま行
マキャベリアニズム ... 66, 69
マネジリアル・グリッドモデル ... 50
ミルグラム実験 ... 108
無意識バイアス ... 81, 199
無視するパワー ... 39
メラビアンの法則 ... 111
免疫マップ ... 171, 177
面談 ... 195
もう一度証明せよバイアス ... 82

ら行
リーダーシップ・タイムライン アプローチ ... 160
リーダーシップスタイル ... 52
倫理的なリーダーシップ理論 ... 66
レベル5・リーダーシップ理論 ... 91